AF500206

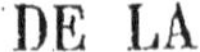

DE LA MÉLANCOLIE AVEC DÉLIRE

PAR LE

Dr ALFRED PÉON

Médecin en chef de l'Asile public d'Aliénés de Cadillac (Gironde);
Lauréat de l'Académie de Médecine de Paris (années 1865 et 1870);
Membre titulaire de la Société de Médecine d'Angers;
Membre correspondant de la Société Médico-Psychologique de Paris, etc.

MÉMOIRE COURONNÉ PAR L'ACADÉMIE DE MÉDECINE DE PARIS
EN 1870

Paulatim que et non evidenter ab his quæ stultè dicuntur, ad meliora mens adducenda. (CELSE.)

PARIS
G. MASSON, ÉDITEUR
LIBRAIRE DE L'ACADÉMIE DE MÉDECINE
17, place de l'École-de-Médecine, 17

1874

DE LA MÉLANCOLIE AVEC DÉLIRE

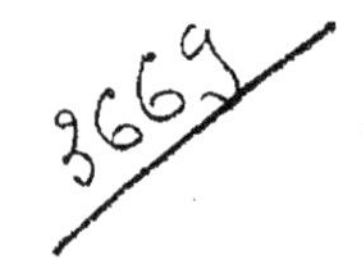

DE LA

MÉLANCOLIE

AVEC DÉLIRE

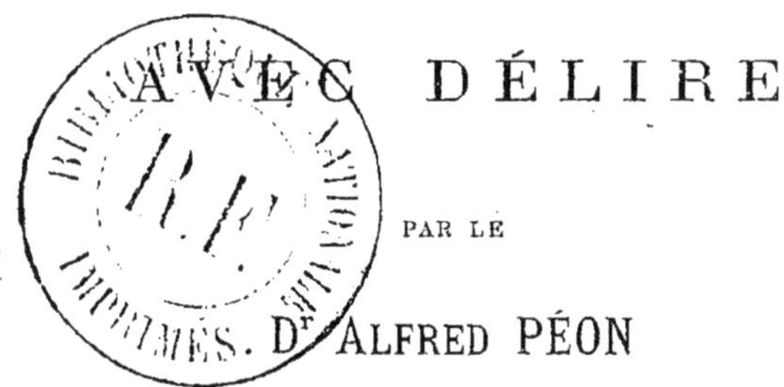

PAR LE

Dr ALFRED PÉON

Médecin en chef de l'Asile public d'Aliénés de Cadillac (Gironde);
Lauréat de l'Académie de Médecine de Paris (années 1865 et 1870);
Membre titulaire de la Société de Médecine d'Angers;
Membre correspondant de la Société Médico-Psychologique de Paris, etc.

MÉMOIRE COURONNÉ PAR L'ACADÉMIE DE MÉDECINE DE PARIS
EN 1870

Paulatim que et non evidenter ab his quæ stulte dicuntur, ad meliora mens adducenda. (CELSE.)

PARIS
G. MASSON, ÉDITEUR
LIBRAIRE DE L'ACADÉMIE DE MÉDECINE
17, place de l'École-de-Médecine, 17

1874

EXTRAIT DU RAPPORT

DE M. LE Dr MARROTTE SUR LE PRIX LEFÈVRE

(ANNÉE 1869)

« L'auteur de ce mémoire est un clinicien dans l'acception rigoureuse du mot; dès l'abord, on reconnaît, en le lisant, un médecin ayant une expérience déjà longue dans la spécialité des maladies mentales. Son travail repose, en effet, sur cent huit observations, dont quinze relatées avec détails sont rejetées à la fin pour servir de spécimen....

» Ses résultats sont empreints de cette exactitude, de cette réalité qui découlent de l'observation directe du malade. On y reconnaît le médecin attentif, qui veut prendre l'observation seule pour guide et craindrait peut-être un peu trop de s'égarer en suivant les voies de l'analogie et de l'induction ...

» Il a compris tout ce qu'il y avait d'utile et de fécond dans la connaissance des causes prédisposantes; aussi leur consacre-t-il de longs et minutieux développements. L'hérédité y est mise dans sa vraie lumière et sa précision; elle est étudiée sur nature, dans toutes ses variétés, directe, collatérale, multiple, similaire. Sans se livrer à des spéculations philosophiques, il montre un esprit judicieux dans l'appréciation de quelques-unes des autres causes....

» C'est ainsi qu'en parlant de l'instruction, il insiste sur l'importance de donner à la jeunesse une instruction, une éducation et des mœurs convenables, c'est-à-dire de s'attacher non seulement à orner l'esprit, mais encore à former le cœur, à faire naître ou à développer de bons sentiments, tout en rendant le jugement droit et solide, pour augmenter la force de résistance aux causes d'ébranlement moral. »

Suivent les autres détails, leur appréciation par M. le Rapporteur, et la conclusion de la Commission pour une récompense de huit cents francs que l'Académie a bien voulu m'accorder.

Malgré ce jugement si favorable de l'Académie de Médecine de Paris, je n'ai pas cru devoir, jusqu'à ce jour, publier mon travail sur la mélancolie ; je l'ai laissé dans mes cartons avec un autre également couronné. Je m'étais promis, cher lecteur, de n'affronter votre jugement que plus tard, après avoir acquis, par l'étude journalière, une plus forte somme de connaissances sérieuses à offrir à votre appréciation. Mais je cède aux sollicitations de l'amitié; puisse ce sacrifice que je lui fais vous trouver indulgent à mon égard !

DE LA MÉLANCOLIE

AVEC DÉLIRE

CHAPITRE PREMIER

ESQUISSE HISTORIQUE DE LA MÉLANCOLIE JUSQU'AUX CONTEMPORAINS.

Dès la plus haute antiquité, il est question de la mélancolie ; mais les peuples y voyaient l'intervention surnaturelle.

Les Grecs, par exemple, regardaient les aliénés comme des êtres inspirés des dieux, des êtres privilégiés ; et ces malheureux, loin de provoquer de leur part un sentiment de répulsion, comme chez d'autres nations, tels que les Assyriens et les Juifs, leur paraissaient être des interprètes bienfaisants de la Divinité.

Hippocrate rejette le *quid divinum* admis dans son temps. Il ne voit dans l'aliéné qu'un malade, et place le siége de son affection dans le cerveau. « Il faut savoir, dit-il, que, d'une part, les plaisirs, les joies, les ris, les jeux ; d'autre part, les chagrins, les peines, les mécontentements et les plaintes ne nous viennent que de là (le cerveau dont il vient de parler) ; c'est par là que nous pensons, comprenons, voyons, entendons ; que nous connaissons le beau et le laid, le mal et le bien, l'agréable et le désagréable... C'est encore par là que nous sommes fous, que nous délirons ; que des craintes ou terreurs nous assiégent, soit la nuit, soit après la venue du jour [1]. »

Arétée (de Cappadoce), Cœlius Aurélianus, Galien et autres admettent également que le cerveau est le siége de la folie en général et de la mélancolie en particulier.

Seulement, Hippocrate et les médecins qui vinrent après lui, Arétée, Cœlius Aurélianus, Galien, etc., appliquent à la mélancolie (μελαινα χολή) les idées humorales de leur temps, où l'homme était regardé comme un composé de quatre éléments : du froid, du chaud, du sec et de l'humide. Galien dit que la crainte et la sombre tristesse des mélancoliques sont dues à la présence de l'atrabile qui, par sa couleur, va obscurcir le siége de l'âme [2].

Ces théories humorales n'ont pas empêché ceux qui les admettaient d'avoir des connaissances étendues sur la mélancolie, son siége, ses causes, ses caractères, le mode de traitement à y opposer, etc. Ils la plaçaient dans le cerveau comme Hippocrate

[1] Hippocrate, *De la Maladie sacrée,* traduction de M. Littré.

[2] Galien, *Œuvres anatomiques, physiologiques et médicales* (des lieux affectés).

lui-même. Arétée la définit : « Animi angor in una cogitatione defixus atque inhœrens... absque furore et febre (1). »

Il dit que « la mélancolie atteint le plus souvent les hommes qui paraissent pesants, tristes, qui apprennent difficilement et mettent promptement en oubli ce qu'ils ont appris (2). »

L'hérédité elle-même n'avait pas échappé à Hippocrate qui, rejetant le *quid divinum* en parlant de l'épilepsie, dit : « Elle naît, comme les autres maladies, par hérédité. Si, en effet, d'un phlegmatique naît un phlegmatique, d'un bilieux un bilieux, d'un phthisique un phthisique..., où est l'obstacle que la maladie dont le père ou la mère sont affectés, n'affecte aussi un des enfants (3)? »

Quant à Galien, il entre dans des considérations très intéressantes sur les affections cérébrales idiopathiques et sympathiques, ou sur le rôle du cerveau dans la production de la folie :

« Il est de la plus haute importance de bien distinguer les affections primitives de celles par *consensus*, car il convient avant tout de savoir où appliquer les remèdes. Le cerveau étant lésé par sympathie, si le siége de l'affection primitive est guéri avant que l'organe de la pensée ait eu le temps de subir une modification particulière, il n'y reste bientôt

(1) Aræetius, *Liber primus de causis et signis morborum dicitur.*
(2) *Recherches historiques sur la folie,* par M. Trélat. (Paris, 1839.)
(3) Hippocrate, *De la Maladie sacrée*, trad. de M. Littré. (Paris, 1849.)

rien. Mais si, au contraire, à la suite de quelques *consensus,* cette modification devient permanente, les moyens curatifs doivent alors être dirigés à la fois sur le foyer primitif et sur le foyer secondaire. Lorsqu'un homme, après avoir veillé et déliré pendant son accès de fièvre, dort et raisonne bien au déclin de l'accès, on peut penser que le cerveau n'est le siége d'aucun travail spécial. Une affection doit paraître d'autant plus propre à l'organe qui en est le foyer, qu'elle est plus permanente. Si, à l'occasion d'une fluxion de poitrine, il survient un délire constant, pensez que la tête est devenue le siége d'une affection tellement propre, qu'elle peut survivre à la guérison de la maladie de poitrine. Cette recherche du lieu principalement malade est d'une grande importance pour tous les organes, mais surtout pour les affections du cerveau. Il ne peut être d'une aussi grande utilité de savoir si cet appareil lui-même ou bien ses membranes sont affectés, car, dans l'un comme l'autre cas, les mêmes moyens doivent être mis en usage et dirigés vers le même lieu...

» Il y a une grande contestation entre les philosophes pour savoir si la faculté de penser n'est que résidente en nous, et pour ainsi dire comme dans un domicile momentané, ou si le principe de cette faculté est une portion matérielle du corps. S'il est difficile de juger cette question, au moins est-il permis de dire par expérience que lorsque le trépan est mis en usage, et que l'on comprime le cerveau, le patient perd à l'instant tout sentiment et tout mouvement. Si une inflammation se développe dans cet organe, on voit parfois survenir ces mêmes accidents, et constamment la lésion de la pensée. Le délire peut suivre une brûlure à la tête. Des coups à cette même partie peuvent amener le carus ou l'assoupissement. Tout violent travail morbide dans le voisinage du cerveau peut causer du trouble dans l'exercice de la pensée. Il faudrait d'abord savoir en quelle partie de cet organe est le siége de l'intelligence. Si l'on connaissait bien l'état physiologique du cerveau, on trouverait souvent dans son état pathologique et le lieu malade et le genre de maladie; quant à nous, nous pensons qu'il est à la fois le foyer des mouvements volontaires, de l'intelligence, du sentiment et de la mémoire... (1). »

Arétée dit également : « Dans cette sorte de maladie (la mélancolie), la tête peut être affectée primitivement ou par *consensus*... L'âge, le genre d'existence peuvent déterminer une grande disposition à cette affection. »

Si maintenant nous examinons les idées que les anciens se formaient des caractères de la mélancolie, nous voyons d'abord l'opinion d'Arétée : « La mélancolie ne trouble pas tout à coup les facultés intellectuelles; les malades sont tristes, consternés;

(1) Galien, *In Prorrhet. Comment.*, traduction de M. Trélat.

leurs digestions deviennent pénibles; ils ont des flatuosités, des éructations fétides exhalant une odeur de poisson. Parfois de sombres accès de fureur succèdent à leurs chagrins... Les angoisses de leur esprit sont fixées et inhérentes sur une même pensée... Ils sont sans fièvre. Dans la manie, les malades sont tantôt livrés à la violence et tantôt à la joie. Les mélancoliques, au contraire, sont communément adonnés à la tristesse et au chagrin... Les maniaques sont presque constamment délirants, commettant ou voulant commettre des actes hardis, quelquefois atroces. Les mélancoliques ont plusieurs formes de délire. Ils craignent qu'on ne veuille leur donner du poison, ou bien, pris de haine pour les hommes, ils fuient dans la solitude ou s'adonnent superstitieusement aux pratiques religieuses, ou prennent la lumière et la vie en horreur. Leurs sens et leur esprit acquièrent parfois un redoublement de finesse et de pénétration : ils deviennent soupçonneux et d'une habileté extrême à voir partout des dispositions nuisibles. Si parfois ils éprouvent quelque relâche à de pareilles angoisses, ils se livrent à une hilarité immodérée, à de véritables emportements de joie qui les jettent bientôt dans la fureur... »

« La mélancolie, dit toujours Arétée, commence souvent sans aucune cause connue... Les malades deviennent inquiets, tristes, abattus, tombent dans la torpeur, entrent facilement en colère, cessent de dormir et se réveillent fréquemment en sursaut : ils tremblent au moindre bruit ou sont continuellement saisis de terreur si l'affection fait des progrès; ils sont changeants, inquiets pour les moindres choses, avares, dissimulés ou tout à coup prodigues, pleins de franchise ou de libéralité, non par vertu, mais par mobilité d'esprit... Toutes ces modifications ne se rencontrent pas chez le même homme, mais se présentent dans une grande généralité avec des nuances particulières.

» A une époque plus avancée, ils se plaignent de mille futilités et désirent la mort... Il n'est pas rare de voir leur sensibilité et leur intelligence tomber dans un tel état de dégradation que, plongés dans une ignorance absolue, s'oubliant eux-mêmes, ils passent le reste de leur existence comme des bêtes brutes. L'habitude de leur corps perd toute sa dignité humaine; leur peau se couvre insensiblement d'une couleur sale, mélangée d'une teinte de noir et de vert. Malgré une très grande capacité pour les aliments, ils sont exténués par l'agitation de leurs veilles et l'absence d'un sommeil réparateur. Leur ventre est aride, ne laisse rien échapper que des matières sèches, rondes, colorées par une bile foncée, mais sans mélange parfait; l'urine est rare et âcre; les malades ont des éructations d'une mauvaise odeur... Les battements artériels sont petits, misérables, fréquents, et du reste en rapport avec les nuances particulières de l'affection (1). »

(1) Trélat, ouvr. cité; Morel, *Traité des maladies mentales*, p. 10 et 11.

Cœlius Aurélianus, cité par M. Trélat dans ses *Recherches historiques,* écrit de son côté : « Les mélancoliques sont irascibles, tristes, ont toute l'habitude extérieure chagrine. Les causes les plus fréquentes de cette maladie ont été exprimées parmi celles de la manie : ce sont l'intempérance, l'abus des médicaments, les chagrins, la frayeur. Elle atteint principalement les hommes, et communément ceux de l'âge moyen ; les prodromes de cette affection sont les mêmes que ceux de la manie. Mais quand la maladie est déclarée, il survient de l'anxiété, du dégoût pour toute société, un penchant continuel pour la solitude et le silence ; plus tard, un attachement extrême pour la vie, tantôt le désir de la mort ou une défiance continuelle, la crainte de piéges imaginaires, des pleurs, des gémissements, et, tout à coup, de la joie, surtout après le repas, qui ne manque pas de provoquer du gonflement. Ces malades ressentent du froid dans les articulations, une légère sueur, des pincements à l'estomac et une douleur qui s'étend jusque entre les épaules, de la pesanteur à la tête. Leur teint est d'un vert noirâtre ou livide ; ils ont de l'amaigrissement, de la faiblesse, des éructations brûlantes d'une fétidité détestable, des douleurs intestinales. Quelques-uns ont des vomissements de bile ou de matière noirâtre, quelquefois des déjections alvines de même nature. »

Ce que nous remarquons dans l'état de stupeur n'était pas inconnu aux anciens. Arétée dit, en parlant des mélancoliques : « Beaucoup d'entre eux perdent le sens et l'esprit dans une stupeur tellement brute, qu'oublieux du monde et d'eux-mêmes, ils en viennent à vivre comme les animaux. Leur extérieur même partage cette déchéance : ils sont d'une couleur sale, mêlée de noir et de vert (1). »

Ils avaient également observé le passage fréquent de la mélancolie à la manie. La mélancolie, pour Arétée (Trélat, ouvrage cité), paraît être le commencement et une simple modification de la manie.

Quant aux caractères qui distinguent la folie des autres délires, Celse s'exprime en ces termes : « Avant toutes choses, il est bon de savoir que dans certains accès de fièvre, les malades extravaguent et tiennent des discours où il n'y a pas de sens. Ce symptôme est toujours fort grave, et il n'arrive jamais sans que la fièvre soit très violente ; cependant, il n'est pas toujours également dangereux, car ordinairement il ne dure pas longtemps, et la raison revient aux malades dès que la violence de l'accès est passée. Mais c'est une frénésie lorsque le malade extravague continuellement ou bien lorsqu'il se remplit la tête d'idées vaines et chimériques, quoiqu'il conserve encore sa raison. La frénésie est parfaite lorsque l'esprit du malade est entièrement fixé sur ses idées... Il est différentes sortes de frénésie : la manie, la mélancolie, le délire chronique (2). »

(1) Poterin Du Motel, *Études sur la mélancolie*, p. 8.
(2) Morel, p. 18.

Nous trouvons dans les écrits qui nous restent des grands médecins de l'antiquité les considérations les plus rationnelles sur le traitement qu'il convient d'employer dans la folie en général et dans la mélancolie en particulier.

Dans les temps antérieurs à Hippocrate, on avait coutume d'attribuer les maladies à la colère des dieux et d'implorer leurs secours pour les guérir.

Il réagit complètement contre ces idées et traite les malades et les aliénés, qui, à ses yeux, sont des malades, par les moyens que fournit la médecine ordinaire, et non en appliquant le traitement purement moral, les théories des philosophes.

Cependant les idées d'Hippocrate, son immense influence ne purent effacer complètement de l'esprit des médecins de son époque les doctrines philosophiques, l'hygiène morale.

Platon avait dit : « La santé du corps et de l'âme consiste dans l'équilibre parfait de leurs forces. Ce qui excite le corps excite l'âme et réciproquement... Si le corps est plus fort que l'âme, comme il n'a soin que de ce qui le regarde, il s'augmente, se fortifie de jour en jour, et laisse l'âme dans un oubli et comme dans une léthargie qui lui cause une stupidité qu'elle ne saurait dissiper (1). »

Cette hygiène morale fut appliquée aux mélancoliques : « Lorsque l'aliéné, dit Cœlius Aurélianus,

(1) Morel, ouvr. cité, p. 25.

n'éprouvera plus de nouveaux symptômes et sera devenu moins impressionnable, le changement d'air lui sera d'un grand avantage..., les voyages de terre et de mer, les distractions de toutes espèces, les récréations de l'esprit, les conversations agréables, affectueuses, produiront un excellent effet, car l'ennui et les passions tristes reprennent facilement les personnes qu'ils ont affectées; et si des hommes sains et bien portants peuvent tomber tout à coup dans différents états morbides sous l'influence des chagrins, ces effets sont bien plus à craindre pour ceux qui sont à peine guéris et qui se trouvent pour ainsi dire dans l'atmosphère de leur maladie... On pourra permettre au convalescent, s'il le désire, d'aller entendre les leçons des philosophes. Elles dissipent souvent la tristesse, la crainte, les emportements et peuvent ainsi contribuer puissamment au retour de la santé (1). »

Dans la forme aiguë, Celse pense, avec Asclépiade, que les remèdes sont superflus; mais la saignée surtout est formellement proscrite par lui, comme par le fameux fondateur de la secte méthodique, qui l'assimilait au meurtre des malades...

« Il faut, dit-il, donner beaucoup de soin à rappeler ou à favoriser le sommeil : à cet effet, les frictions et le mouvement d'un lit suspendu sont surtout applicables; frictions générales et frictions locales

(1) Morel, ouvr. cité, p. 23.

sur la tête avec des liniments aromatiques et opiacés; mais ces derniers doivent être l'objet de beaucoup de restrictions, car ils peuvent produire le *lethargus*. L'usage des bains d'eau et des bains oléagineux, les affusions froides sur la tête font aussi partie des moyens hynoptiques, surtout quand la tristesse est profonde; quelquefois les ventouses scarifiées sur les régions occipitales sont indiquées dans le même but.

» Il faut éviter avec soin une alimentation trop abondante, car la réplétion excite le délire; une diète sévère, qui peut plonger les malades dans l'hypochondrie (καρδιακὸν).

» Dans la mélancolie bilieuse, la soustraction du sang est utile et peut être suppléée, si quelques circonstances la contre-indiquent, par la diète ou par un vomi-purgatif, dont l'ellébore blanc fait partie.

» La friction doit être mise en usage deux fois par jour, et s'il y a de l'amélioration, l'exercice fréquent est très utile. On doit donner des aliments doux, pas de vin et rendre faciles les fonctions du ventre.

» Il faut, en outre, chasser les craintes qui assiégent l'esprit du malade; faire luire l'espoir à ses yeux; mettre en œuvre, pour le récréer, les jeux et les récits qui lui plaisaient dans l'état de santé; louer, s'il y a lieu, ses ouvrages et les lui représenter comme encouragement; gourmander sans insistance sa tristesse mal motivée; l'engager à se demander s'il n'aurait pas plutôt lieu de se réjouir que de s'attrister, etc. Il est enfin un ordre d'indications applicables à tous les aliénés : elles consistent à leur faire prendre beaucoup d'exercice, à user largement des frictions, à modifier leur régime alimentaire dans le sens qui a été signalé plus haut, à ne les laisser jamais seuls, jamais en compagnie d'inconnus ou de personnes pour lesquelles ils n'aient ni considération, ni estime. Il faut les faire changer de pays, et, la guérison obtenue, la soutenir par des voyages renouvelés tous les ans (1). »

Comme on le voit, les anciens savaient unir le traitement physique au traitement moral et ne reculaient pas devant une médecine active.

Voici comme en parle Cœlius Aurélianus, traducteur de Soranus : « Si la maladie demeure stationnaire, on applique et l'on promène des ventouses scarifiées, d'abord à la poitrine, entre les deux épaules, car ces régions supérieures ont d'étroites connexions avec la tête, puis à l'occiput, au ventre et aux tempes. Mais ces applications à la tête ne doivent être ni trop rapprochées, ni trop largement faites, car leur trop vive excitation, au lieu de n'agir que sur les téguments, appellerait le sang des autres parties du corps sur celle déjà malade et augmenterait conséquemment l'aliénation. Les sangsues pourront être aussi apposées au front et aux tempes, en ayant soin de favoriser ensuite l'écoulement du

(1) Poterin Du Motel, mém. cité, p. 10 et 11.

sang par des cataplasmes de pain ou par toute autre substance adoucissante, ou par des éponges imbibées d'eau chaude. Si les symptômes persistent, on remettra ce même moyen en usage, le second et le troisième jour, et plusieurs fois au besoin. Si les régions couvertes de ventouses et de piqûres de sangsues sont douloureuses, on les humectera soit avec de l'huile, soit avec une décoction d'eau de mauves, et l'on y fera des onctions de cérat (1). »

Les indications sur la nécessité de l'isolement de ces malades décèlent chez les anciens une connaissance approfondie de toutes les circonstances qui peuvent activer ou modifier le délire des aliénés : « S'ils ont de la crainte ou du respect pour une personne, dit Soranus, il ne faut pas qu'ils la voient souvent; les fréquentes entrevues compromettent un pareil ascendant. Mais en cas d'utilité, et lorsqu'ils résistent aux volontés de ceux qui les entourent, il faut recourir à cette autorité de la crainte ou du respect (2). »

Dans la main des grands médecins de l'antiquité, le traitement moral n'était que le complément du traitement physique, qui devait précéder et préparer les voies au premier. Il est pénible de voir que quelques-uns d'entre eux ne reculaient pas devant les violences employées dans certains cas. On ne connaît que trop le fameux *sunt quidam fustigandi*

(1) Morel, ouvr. cité, p. 8.
(2) *Id., ib.*, p. 29.

de Celse; et on a besoin d'oublier ces rudes traitements en lisant le passage où Cœlius Aurélianus donne les conseils les plus doux et les plus hamains. Voici ce que dit ce célèbre médecin : « S'ils s'agitent et se laissent difficilement contenir, s'ils sont irrités par la solitude, il faut recourir à un certain nombre de surveillants et leur ordonner de se rendre maîtres des malades pour ainsi dire sans qu'ils s'en aperçoivent, en s'approchant d'eux comme pour leur faire des frictions, afin de ne jamais les provoquer. Si la vue des hommes les irrite, et seulement dans des cas très rares, on emploie les ligatures, mais avec les plus grandes précautions, sans aucune secousse, en recouvrant attentivement toutes les articulations et avec soin de ne se servir que de liens d'une texture molle et délicate, car les moyens de répression employés sans ménagements augmentent et font naître la fureur au lieu de l'apaiser. »

Telles sont les idées qui règnent sur la mélancolie lorsque nous arrivons aux médecins de l'École d'Alexandrie. Ces derniers n'apportent aucune lumière nouvelle. Ils se contentent de compiler et souvent d'amplifier les écrits de Galien et ses théories humorales. Cependant Oribaze rapporte à cette maladie une affection qu'il décrit sous le nom de *lycanthropie* et que nous retrouvons plus tard. Puis viennent Aétius d'Armide et Alexandre de Tralles qui la décrivent : le premier sous le nom de *cunanthropie*, et le second ajoute à sa description de bons préceptes de traitement.

Quand on parcourt la période arabique, on ne trouve plus d'écrits sérieux sous ce rapport. On ne peut citer qu'Avicenne, qui parle d'une sorte de lycanthropie. Après lui, plus rien que des ténèbres épaisses; et ces ténèbres règneront pendant des siècles.

Au moyen âge, on paraît avoir complètement oublié les idées professées par Hippocrate et les grands médecins qui lui ont succédé... On en revient aux errements des premiers temps des peuples; on ne voit plus dans la folie que l'intervention surnaturelle. Nous avons vu que dans la haute antiquité les fous étaient regardés comme les favoris des dieux; les chrétiens adaptèrent leurs idées sur la folie à leurs croyances religieuses : voyant les malheureux aliénés se livrer à des actes répréhensibles ou s'en accuser, ils supposaient qu'ils étaient devenus la proie du démon, qui leur faisait faire ces mauvaises actions.

Il y avait pour les philosophes des premiers âges deux principes différents, dont l'un, supérieur, parfait, mais immobile et immuable, incapable d'agir en dehors de lui, de créer et gouverner l'univers qui, dès lors, vivait d'une existence indépendante et éternelle comme la sienne.

Le principe supérieur parfait, Dieu enfin, n'ayant pas créé le monde et ne le gouvernant pas, d'où viennent pour celui-ci la vie et les lois qui le régissent ? D'un intermédiaire qui est, pour Aristote et l'École du Lycée, le premier ciel ou moteur mobile. Les astres sont les principes de la génération des êtres sublunaires ainsi que de leurs diverses transformations. Pour l'Académie, cet intermédiaire, ce sont les idées pures. Pour les alexandrins ou néoplatoniciens, les idées pures deviennent, par personnification métaphorique, des démons pris dans le sens de génies dignes de nos hommages. Les chrétiens regardent, suivant la doctrine reçue dans l'Ancien Testament, les démons comme des êtres hostiles à la Providence, de sorte qu'au lieu de voir dans les fous des inspirés comme avaient fait les Grecs, entre autres, ils les considéraient, par rapport aux actes blâmables auxquels ils se livrent, comme des êtres punis de Dieu et possédés du démon.

C'est ainsi qu'au moyen âge on ne voit dans l'aliéné qu'une sorte de coupable à corriger. A cette époque malheureuse, les générations étaient nourries dans ces funestes idées et s'y trouvaient corroborées par l'aveu même des infortunés qui s'imaginaient avoir des rapports directs avec Satan, et être poussés par lui à toutes sortes d'actions coupables.

C'était le temps des apparitions de toutes espèces : on croyait aux revenants et fantômes, aux farfadets, aux lutins et aux vampires, ainsi qu'aux esprits incubes et succubes ; tout cela, c'était le démon qui pouvait prendre différentes formes. Faut-il s'étonner si, avec leurs croyances religieuses et leurs idées fausses, les masses du moyen âge ne voyaient dans les aliénés lycanthropes, rôdeurs de nuit, déterreurs de cadavres, etc., que des coupables à châtier, au lieu de malades à soigner et guérir! On est douloureusement affecté, mais non surpris, de voir les pauvres insensés traînés devant les magistrats, qui faisaient rechercher sur leur corps l'empreinte de la griffe du démon (facile à reconnaître à l'insensibilité de quelque point de la surface tégumentaire dans laquelle on enfonçait une pointe acérée), et, par une conséquence affreuse, les livraient à la mort la plus cruelle, quand on trouvait le signe fatal de la possession diabolique.

Cependant, au milieu de ces épaisses ténèbres, des esprits plus éclairés, des hommes animés de sentiments plus humains, apparaissaient de temps en temps dans le corps médical, à partir du quinzième et seizième siècle.

Montanus, né en 1489, écrit ses *Concilia medica*, où il parle d'une manière saine et pratique des conditions physiologiques propres aux mélancoliques.

Mercuriale attribue aux progrès du luxe la fréquence de l'hypochondrie. Dans le même temps, en 1553, Prosper Alpin ne voit dans les possédés que des mélancoliques, ainsi qu'il l'expose dans sa *Medicina Ægyptiorum*. Puis, vient Van Helmont (1577) qui, au temps des médecins humoristes et de Paracelse, père des chimiâtres, écrit son *Traité des maladies,* et parle de l'origine et de la nature des troubles de l'âme. A cette époque encore, Paul Zacchias fait un livre intitulé : *Quæstiones medico-legales,* où il fait revivre les idées des médecins de l'antiquité sur la folie. Wier *(de Præstigiis dæmonum et de Lamiis)* démontre que les mélancoliques sont des malades et non des coupables à poursuivre, comme on le fait devant les tribunaux. Outre ces médecins, quelques esprits meilleurs arrivaient peu à peu à professer des idées plus saines...

En l'an 1453, au moment où la chrétienté était terrifiée par tout ce que l'on racontait des scènes d'anthropophagie auxquels se seraient livrés dans les pays de Vaud, dans l'Artois, la Picardie, sur les bords du Rhin, de prétendus sectateurs de la sorcellerie, qui n'étaient que des hallucinés, un docteur de la Sorbonne osa s'élever contre l'opinion générale et flétrir la cruauté des supplices auxquels étaient condamnés ces malheureux.

Édelin (ou Édeline), docteur en Sorbonne, eut le courage d'enseigner dans le Poitou que le culte des esprits infernaux, auxquels une foule d'individus croyaient devoir déférer, n'était qu'un culte imaginaire ; qu'il y avait de la cruauté à faire périr tant de gens que les illusions des sens et du sommeil entretenaient dans une fausse erreur de jugement.

Enfin, Sylvius de Le Boë dit en 1620 : « Quiconque ne sait traiter les maladies de l'esprit n'est pas médecin. J'ai eu à soigner un grand nombre d'affections de cette nature, j'en ai guéri beaucoup, et bien plus, assurément, par des impressions morales et le secours du raisonnement, qu'à l'aide des médicaments [1]. »

C'est ainsi que les idées saines se réveillent de plus en plus, que se dessine le retour aux doctrines des grands médecins des temps anciens ; et ce retour paraît complet à partir du dix-septième siècle.

Si maintenant nous examinons quelles furent les idées régnantes sur l'aliénation mentale et la mélancolie en particulier, dans les trois derniers siècles, nous ne pouvons mieux faire que de citer quelques passages du savant ouvrage de M. Calmeil sur la question et d'y renvoyer le lecteur pour le reste.

Nous avons déjà vu que Sennert définissait la mélancolie une contention, une concentration de l'âme sur une même idée..., un délire qui s'exerce sur une pensée fausse, presque exclusive... Cependant, ce médecin célèbre croit encore aux influences diaboliques : le diable, selon lui, peut couvrir certains lycanthropes d'une sorte de mannequin, et les faire paraître aux yeux des plus clairvoyants sous la forme de loup.

J'analyse M. Calmeil et je trouve : « *François-Sylvius Deleboë* prélude à l'étude de la pathologie cérébrale, en étudiant le rôle des appareils et des organes qui président dans l'état normal à l'exercice

(1) Extraits de l'ouvrage de M. Calmeil sur la folie. Paris, 1845.

des fonctions de l'innervation. Dans un premier chapitre, il s'occupe des fonctions de la vue, de l'ouïe, du toucher, du goût, de l'odorat, ou du rôle des appareils sensitifs destinés à la perception des ébranlements purement physiques. Dans un second chapitre, il examine les opérations des centres nerveux intra-crâniens et traite tout ce qui concerne les opérations de l'intellect. Le troisième chapitre est destiné à l'étude des opérations de l'âme, et le quatrième à celle des mouvements volontaires. En général, Sylvius fait preuve, dans ses explications physiologiques, dans ses définitions philosophiques, d'un jugement sain et de connaissances positives. Sylvius pense qu'il se produit dans le cerveau un agent qui est nécessaire à l'accomplissement des actes de l'innervation, qui est d'une extrême subtilité, qui sert de milieu, d'intermédiaire entre le corps et l'âme, qui flue dans les moindres filets, et qui devait, dans sa pensée, représenter quelque chose d'analogue à notre fluide électrique. Cet esprit ou agent joue, en effet, probablement un rôle important dans l'accomplissement des principales opérations du cerveau et des conducteurs nerveux. » (T. I, p. 383.)

« A en croire Willis, dit encore M. Calmeil, le système nerveux des aliénés ressemblerait à une sorte de laboratoire, où l'effervescence des liquides altérés par de mauvais levains réagirait incessamment sur l'esprit pour en troubler l'équilibre. » (T. I, p. 388.)

Ce célèbre médecin usait et abusait, au début de la folie, des saignées, émétiques et cathartiques... Willis prétend aussi qu'on doit chercher à maintenir les maniaques dans les limites des convenances et du devoir, et à réprimer le tumulte de leurs actes en agissant sur leur âme par voie d'intimidation, en les entourant de gardiens dont l'aspect suffise pour les jeter dans la terreur; qu'on ne doit épargner, pour atteindre ce but, ni les menaces, ni les chaînes, ni les coups, attendu que les souffrances et les tortures agissent plus efficacement pour réprimer l'élan de la fureur que les substances médicamenteuses. » (T. I, p. 405.)

D'un autre côté, Théophile Bonet, Morgagni créaient l'anatomie pathologique, qui devait jeter du jour sur les maladies mentales.

Avec Pinel commence une ère nouvelle pour les malheureux aliénés, jusque-là renfermés dans de noirs cachots et chargés de chaînes, malgré les lumières qui s'étaient fait jour de toute part dans le monde médical. Cet illustre médecin rend d'immenses services à la science de l'aliénation mentale. Dans son *Traité médico-philosophique sur l'aliénation mentale,* il établit qu'au lieu de se lancer dans de vaines considérations théoriques, il convient d'employer la méthode des sciences physiques, et de ne présenter à l'esprit, comme aux yeux, que des faits, des signes accessibles aux sens, et caractéristiques de telle ou telle affection. « Ce serait faire, dit-il, un mauvais choix que de prendre l'aliénation mentale pour un objet particulier de ses recherches, en se livrant à des discussions vagues sur le siége de l'entendement et la nature de ses lésions diverses, car rien n'est plus obscur et plus impénétrable. Mais si l'on se renferme dans de sages limites, qu'on s'en tienne à l'étude de ses caractères distinctifs manifestés par des signes extérieurs, et qu'on n'adopte pour principes du traitement que les résultats d'une expérience éclairée, on entre alors dans la marche que l'on suit en général dans toutes les parties de l'histoire naturelle; et en procédant avec réserve dans les cas douteux, on n'a plus à craindre de s'égarer. »

Pinel définit la mélancolie : « Un état de tristesse et de crainte avec délire partiel concentré sur un seul objet ou sur une série particulière d'objets. »

Esquirol, le plus célèbre de ses disciples et le promoteur de la construction des asiles, dont tout le monde connaît la classification, range la mélancolie dans la division des monomanies, caractérisées à ses yeux par un délire partiel permanent, triste ou gai.

La monomanie triste devient pour lui la *lypémanie,* mot adopté à son exemple par l'universalité des médecins d'aujourd'hui, parce qu'il exprime beaucoup mieux cette triste et pénible concentration de l'esprit qui caractérise les mélancoliques, que le mot *mélancolie* lui-même, expression de l'erreur des anciens temps. Il la définit : « Délire sur un objet ou un petit nombre d'objets, avec prédominance d'une passion triste et dépressive. » La description qu'il en donne ne laisse rien à désirer. Je me contenterai d'en citer le passage suivant : « Ils ont (les mélancoliques) le teint jaunâtre, les pommettes parfois colorées, la peau brune, noirâtre, aride, écailleuse, tandis que le nez est d'un rouge foncé. La physionomie est fixe et immobile, mais les muscles de la face sont dans un état de tension convulsive et expriment la tristesse, la crainte ou la terreur. Les yeux sont fixes, baissés vers la terre ou tendus au loin, le regard est oblique, inquiet et soupçonneux. Si les mains ne sont pas desséchées, brunes, terreuses, elles sont gonflées, violacées. »

Je crois devoir terminer cette esquisse historique, déjà un peu longue, en m'arrêtant aux contemporains, dont les savants travaux ont jeté de vives lumières sur cette question si intéressante des maladies mentales.

CHAPITRE DEUXIÈME

DÉFINITION, SIÉGE ET FRÉQUENCE DE LA MÉLANCOLIE

Mélancolie, Mélancholie (μέλαινα χολή) des anciens. — Lypémanie d'Esquirol. — Tristimanie de Rusch. — Lupérophrénie de Guislain. — Mélancolie avec délire.

Pour Willis, c'est un délire sans fièvre ni fureur, accompagné de tristesse et de crainte. — D'après Sennert, ce serait une contention, une concentration de l'âme sur une même idée, ou bien un délire qui s'exerce sur une pensée fausse, presque exclusive. — Boerhaave y voit un délire triste avec fixité de l'esprit sur quelques idées. — Pinel la définit : Un état de tristesse et de crainte avec délire partiel concentré sur un seul objet ou sur un petit nombre d'objets. — Pour Esquirol, la mélancolie, à laquelle il donne le nom de *lypémanie*, est caractérisée par le délire sur un objet ou sur un petit nombre d'objets, avec prédominance d'une passion triste et dépressive.

M. Moreau (de Tours) propose de la désigner sous le nom de *mélancolie avec délire*, expressions que nous avons prises pour titre de ce travail, afin de bien déterminer le caractère qui sépare la maladie dont nous nous occupons, de la mélancolie simple penchant à la tristesse, sans aucune altération des facultés intellectuelles ou morales, compatible avec la raison.

La dépression morale, caractérisée par un état de tristesse, une disposition à voir tout sous un aspect pénible et souvent nuisible, existe toujours dans la mélancolie ou lypémanie (comme son nom l'indique), au moins à quelque phase de son évolution ; cette dépression peut même aller jusqu'à la stupeur. Elle s'accompagne d'un délire de même nature, plus ou moins accusé, mais qui n'est jamais général, roulant sur un certain nombre d'idées, et quelquefois même sur une seule, avec conservation apparente de l'intégrité du jugement et du raisonnement sur tout le reste. Cet état est quelquefois comme remplacé par des accès d'excitation maniaque plus ou moins vive, mais dont la courte durée les différencie de la période d'excitation de la folie circulaire ou à double forme.

Nous définirons donc la mélancolie : un état de tristesse et de crainte avec délire partiel de même nature, plus ou moins apparent ; souvent accidenté d'accès de réaction maniaque de courte durée.

La mélancolie, comme toute espèce de folie, a son siége dans le cerveau. C'était déjà l'idée du père de la médecine qui dit, en parlant du cerveau : « C'est par là que nous pensons, comprenons, voyons, entendons... C'est encore par là que nous sommes fous, que nous délirons, que des craintes ou des terreurs nous assiégent, soit la nuit, soit après la venue du jour. »

Pour Galien, le délire est une affection de l'organe dont dépend la pensée... Cet organe est le cerveau, siége de la volonté, de la sensibilité et de l'intelligence. — Il peut être pris primitivement ou par *consensus*.

Pour Arétée (de Cappadoce), le cerveau est affecté par *consensus* dans la mélancolie, en recevant un sang empoisonné par la bile.

Gall, après avoir passé en revue tous les organes dans leurs rapports avec la pensée, conclut que l'encéphale doit être considéré exclusivement comme l'organe des facultés intellectuelles et morales...; qu'à l'exclusion du cerveau, aucun des systèmes nerveux ne peut être pris pour le siége de ces facultés; que la folie a son siége immédiat dans le cerveau.

M. Flourens partage l'avis de ce grand observateur, et, de nos jours, c'est à peu près la croyance générale.

Nous approfondirons davantage cette question du siége de la mélancolie en parlant de la cause prochaine.

Cette maladie est si fréquente que je l'ai trouvée cent huit fois sur deux cent quatre-vingt-quinze observations d'aliénés, c'est-à-dire dans les trente-six centièmes des cas environ.

CHAPITRE TROISIÈME

CAUSES DE LA MÉLANCOLIE

Article 1er.

Considérations générales.

On sait que les anciens admettaient l'intervention divine dans la production de la folie. Ils regardaient ceux qui en étaient frappés comme les favoris des dieux, des êtres privilégiés portant bonheur; ils aimaient à les recevoir chez eux et à les entourer de soins et d'égards.

Nous avons vu qu'Hippocrate rejette positivement le *quid divinum*. Pour lui, comme pour Arétée (de Cappadoce), Galien, Cœlius Aurélianus, les médecins humoristes, la mélancolie est le résultat de l'atrabile et a des causes déterminées; et pour Hippocrate, l'hérédité ne lui est pas étrangère.

Quelques malades, dit Arétée, qui semblaient guéris, sont retombés dans leur état morbide par une erreur de régime, un accès de colère provoqué par quoi que ce fût, ou toute action vive... La mélancolie atteint le plus souvent les hommes qui paraissent pesants, tristes, qui apprennent difficilement et qui mettent promptement en oubli ce qu'ils ont appris. — Nous avons vu dans l'historique que ces croyances se propagèrent jusqu'à Alexandre de Tralles. Puis reparut la croyance au *quid divinum,* les démons bienfaisants des alexandrins ou néoplatoniciens sont remplacés par les démons malfaisants du christianisme au moyen âge. Les uns et les autres s'emparent des aliénés, et déterminent leurs discours et leurs actes extravagants; mais les fous du moyen âge sont regardés comme des suppôts de Satan, mauvais génie, l'ennemi de Dieu, et sont l'objet des plus mauvais traitements. Ce sont des êtres immondes qui cohabitent avec le génie du mal, etc.; on les brûle comme tels, et on le fait d'autant plus volontiers que, cédant à des hallucinations et des illusions de toutes sortes, ces malheureux s'accusent de crimes et d'infamies de tout genre.

Vers le quinzième et le seizième siècle cependant, on revient peu à peu à les considérer comme des malades. Wier, 1515 *(de Prestigiis dæmonum et de Lamiis),* prouve que ceux qu'on accuse de sortilége sont des malheureux dont la mélancolie a troublé la raison. Van Helmont, Prosper Alpin, Montanus, Mercurialis font leurs efforts pour dissiper l'erreur.

Nous diviserons les causes de la mélancolie d'après leur mode d'action et non d'après leur nature, qui ne nous paraît pas être une base aussi sûre et aussi facile à déterminer.

Si nous parlons de causes morales et physiques, ce ne sera que d'une manière purement secondaire, et sans attacher plus d'importance qu'il ne faut à cette division, dont les caractères sont loin d'être les mêmes dans tous les cas et pour tous les médecins.

Il est un certain ordre de causes qui agissent sur les individus en préparant l'invasion possible de l'affection mentale ; soit qu'elles tiennent à une disposition native, à un germe déposé dans l'organisme à la naissance ; soit qu'une éducation mauvaise, les passions mal dirigées, les sentiments déviés en soient la base ; soit encore qu'elles soient l'expression de conditions particulières de sexe, d'âge, de tempérament, d'hygiène et de maladies.

Le plus grand nombre des hommes conserve intact, toute sa vie, le don précieux de la raison ; tandis qu'il est des personnes qui semblent tellement disposées à la perdre, que la cause la plus futile suffit pour les faire délirer. Les uns, parce qu'ils ont reçu des auteurs de leurs jours, soit directement, soit indirectement, un germe maladif du système nerveux ; les autres, par défaut de développement de leur intelligence ; ceux-ci, par direction anormale imprimée aux passions et aux sentiments ; ceux-là, par suite de longues souffrances physiques ou morales, etc.

Toutes ces causes, que nous aurons à examiner dans le détail, constituent l'ordre des prédispositions naturelles ou acquises, qui agissent comme toutes les autres, du reste, tantôt isolément et tantôt en se réunissant entre elles pour produire leur effet.

Ces dispositions échappent souvent à l'appréciation du monde peu instruit ou inattentif. Mais il est des faits qui attirent davantage l'attention, frappent l'esprit de l'observateur, et que l'on est naturellement conduit à regarder comme les véritables facteurs de la folie qui se déclare. Ainsi, par exemple, qu'une personne vienne à tomber dans le délire mélancolique, on se rappelle qu'elle s'était toujours bien portée moralement et physiquement, jusqu'au moment où elle a été frappée, je suppose, par la mort de son unique enfant; et qu'à partir de ce temps, on la vit tomber dans la langueur, perdre sa gaîté, soupirer souvent, fuir les plaisirs et les joies du monde, perdre l'appétit, maigrir, etc., puis enfin délirer. Dans ce cas, on n'hésite pas à rattacher la folie au chagrin éprouvé, comme un effet à sa cause. Cette cause et toutes celles qui lui ressemblent sont dites *efficientes*.

Enfin, il est certaines causes qui ne sont que le prétexte de l'invasion d'une affection mentale et du délire mélancolique en particulier. Elles ne pourraient elles-mêmes le produire qu'au cas où elles se répéteraient coup sur coup; elles supposent une disposition toute particulière à contracter la folie; quant à elles, elles ne font qu'en provoquer l'explosion. Nous leur réservons le nom de causes *occasionnelles*.

ARTICLE 2.

Causes prédisposantes.

Hérédité. — Je place avant tout l'hérédité comme étant la cause la plus agissante quand elle existe. L'hérédité peut être directe ou collatérale, c'est-à-dire provenir des ascendants ou des oncles et tantes, frère et sœur; elle peut se manifester dans ses effets comme une suite d'anneaux d'une chaîne non interrompue ou sauter d'une génération à une autre : ainsi, le grand-père et le père ont été aliénés et le fils le devient ; ou bien, le grand-père aliéné, le fils ne l'est pas, mais sa progéniture le deviendra.

Les accidents auxquels elle donne lieu peuvent revêtir la même forme ou des formes différentes : un mélancolique peut engendrer un individu qui deviendra mélancolique, comme un mélancolique peut reconnaître pour père un maniaque.

Mais il n'est pas même toujours nécessaire que l'ascendant ou le collatéral ait été ou soit encore entaché de folie, pour que le fils ou neveu, par exemple, le devienne : il suffit souvent qu'il existe chez les premiers de simples anomalies dans le système nerveux, qui s'accusent par telle ou telle disposition physique ou morale, et qui font rentrer ceux qui en sont affectés dans la classe des névropathiques ou des individus connus dans la société, où la nature de leur état mental leur permet encore de séjourner, sous le nom de monomanes ou maniaques, en raison de l'excentricité de leurs actes ou de leurs discours.

Il suffit d'une impressionnabilité nerveuse héréditaire, qui est restée sans causer la folie chez les ascendants ou collatéraux, faute d'une cause efficiente ou occasionnelle, et qui contribuera puissamment à la produire chez le fils ou le neveu, en présence de l'une ou de l'autre de ces causes.

Il suffit d'une simple exagération du tempérament hypochondriaque encore compatible chez eux avec la raison.

L'hérédité, quelle que soit la forme qu'elle revêt, est admise par tous, quant à l'influence qu'elle exerce dans la production de la folie en général et de la mélancolie en particulier.

Hippocrate lui-même l'avait reconnu, quand il dit de l'épilepsie : « Elle naît, comme les autres maladies, par l'hérédité. Si, en effet, d'un phlegmatique naît un phlegmatique, d'un bilieux un bilieux, d'un phthisique un phthisique, où est l'obstacle que la maladie dont le père et la mère sont affectés n'affecte aussi un des enfants ? »

Il n'est pas hors de propos de jeter ici un coup d'œil sur les conditions qui favorisent l'hérédité et son influence. Il n'est rien qui la provoque davantage que les alliances entre consanguins. On comprend facilement que si deux individus à tempérament nerveux, par exemple, s'allient entre eux, il y aura mille chances pour que leur enfant présente une exagération de ce tempérament, et que l'impressionnabilité chez lui soit si grande, que la moindre cause amène quelque trouble intellectuel ou moral. Si cet enfant mâle, par exemple, échappe à la folie et s'unit à une proche parente, dans le même cas que lui, l'enfant qui leur devra le jour sera d'une impressionnabilité plus grande encore que celle de ses deux facteurs, et ne pourra guère, soit pour une cause, soit pour une autre, éviter la catastrophe. Mais si un individu à tempérament nerveux ou névropathique, par exemple, s'unit à une femme d'un tempérament opposé ou *vice versa ;* si un individu appartenant à une famille de fous se marie avec une personne dont la famille a toujours été saine, au lieu d'une exagération dans les effets héréditaires, il y aura une sorte de suppression, de temps d'arrêt dans la dégénérescence, et quelquefois même un retour vers l'état normal.

La mère paraît exercer une influence héréditaire beaucoup plus sûre que celle du père. Pour s'en rendre compte, il suffit de se rappeler le séjour du fœtus dans l'utérus, et la nourriture que l'enfant puise le plus souvent au sein de sa mère pendant de longs mois qui suivent sa naissance.

Je me suis attaché à rechercher quelle peut être la fréquence de l'hérédité et ses diverses formes dans le délire mélancolique.

Sur cent huit observations, je trouve :

1° Sept cas d'apoplexie et un d'ivrognerie chez le père; un cas d'épilepsie chez un oncle paternel; aucun du côté de la mère;

2° Vingt et un cas d'aliénation mentale qui sont répartis de la manière suivante :

Hérédité tant directe que collatérale.

1° Du côté du père, 5 fois...	grand-père	1	
	tante	2	
	oncle	1	
	cousin	1	
2° Du côté de la mère, 9 fois.	grand'mère	3	
	mère	2	
	mère et tante	1	
	oncle	1	
	cousin	1	
	cas maternel indéterminé	1	
3° Frères et sœurs, 7 fois.	frère	4	
	sœur	3	
Hérédité directe.			
L'hérédité directe s'est rencontrée 7 fois	père	1	
	mère	6	
Hérédité collatérale.			
L'hérédité collatérale se trouve 14 fois du côté	du père	4	
	de la mère	3	
	des frères et sœurs	7	
Hérédité multiple.			
Hérédité double, 2 fois	mère, grand'mère	1	
	mère, tante maternelle	1	
Hérédité similaire.			
Hérédité similaire, 3 fois	mère	1	folie simple.
	tante maternelle	1	folie simple.
	oncle paternel	1	folie suicide.

On voit par ce tableau : 1° que l'hérédité maternelle serait près du double de celle qui provient du père ; 2° que l'hérédité directe de la mère est six fois aussi fréquente que celle du père ; 3° que l'hérédité collatérale est un peu plus fréquente, au contraire, du côté du père, à savoir comme 4 : 3 ; 4° que l'hérédité collatérale est pour les frères et sœurs comme 4 : 3 également ; 5° que les cas d'hérédité multiple viennent de la mère ; 6° que l'hérédité similaire s'est présentée trois fois : directement et du côté de la mère, une fois ; collatérale, deux fois (une tante maternelle et un oncle paternel).

Il faut tenir un compte sérieux de sept cas d'apoplexie, d'un cas d'ivrognerie du père et d'épilepsie d'un oncle paternel, pour les ajouter au compte de l'hérédité paternelle que nous avions trouvée avoir une fréquence de moitié moins grande que celle de la mère.

Civilisation, influences religieuses et politiques. — On est forcé d'admettre leur action comme une cause prédisposante, mais il est bon d'expliquer leur mode d'agir.

Lorsque la civilisation, au lieu de représenter, comme cela doit être, le progrès dans l'instruction, l'épuration des mœurs et le bien des masses, est essentiellement caractérisée par les passions agissantes, l'ambition, l'envie, la soif du gain, des honneurs avec cette activité fiévreuse que l'on remarque dans les sociétés actuelles, elle exerce l'influence la plus fâcheuse sur les facultés morales et intellectuelles.

Aujourd'hui nous voyons encore des aliénés à délire mystique ou engendré par l'exagération du sentiment religieux. (Observ. 3 et 4.)

Mais ils sont peu nombreux, car la foi est énormément affaiblie dans les masses, par suite des progrès dans la civilisation et de l'action des passions. Le mysticisme païen des temps les plus reculés a eu ses mélancoliques; et au moyen âge, siècle de ténèbres, de superstition des uns et de mauvaise foi des autres, les populations, incapables de se rendre compte des diverses choses qui trouvent leur explication naturelle dans l'exacte interprétation des lois physiques, avides du merveilleux et de tout ce qui frappe l'imagination, devenaient le jouet de phénomènes mal expliqués, acceptaient sans contrôle et dans le sens propre toutes les parties de l'enseignement religieux souvent figuré.

De là les lutins, les farfadets, etc., les incubes et les succubes, tous les démoniaques; de là toutes les épidémies de folie à caractère plus ou moins lypémaniaque qui ont existé à cette époque malheureuse.

De temps en temps encore, on voit l'extrême facilité avec laquelle les intelligences cèdent au sentiment religieux exagéré ou dévié.

Les extravagances de toutes sortes des fakirs de l'Inde, par exemple, ne reconnaissent pas une autre cause, dont l'action est, chose digne de remarque, la même dans tous les siècles.

On ne peut nier que les différentes guerres, les révolutions, les renversements des trônes ne soient une cause puissante de folie; mais cette cause est bien loin d'agir toujours directement, c'est-à-dire que les idées politiques, le patriotisme ne subjuguent pas assez les esprits et ne sont pas assez exagérés pour les troubler.

Les influences politiques se font surtout sentir d'une manière indirecte par le trouble jeté dans la société : l'incertitude de l'avenir, le bouleversement des fortunes, la crainte des délations, les sujets de frayeur souvent renaissants, les privations, la disette, la misère sous toutes ses faces, voilà ce qui frappe les esprits et les fait tomber dans la mélancolie. Quoi d'étonnant que dans ces temps malheureux où chaque jour, chaque heure est marquée par un danger, l'imagination s'exalte; que les sens surexcités deviennent le siége de fausses sensations; que les illusions et les hallucinations pullulent pour plonger les individus dans le délire mélancolique!

Sur cent huit observations, je n'ai pu trouver que deux cas, un surtout que l'on peut rattacher à l'influence directe des idées politiques.

Instruction; éducation; mœurs. — Le défaut d'instruction est un obstacle au développement possible des intelligences, qui sont moins aptes à se gouverner et à réagir contre les différentes causes de nature à les troubler. Il est évident que celui qui sait au moins lire puise, s'il le veut, dans de bons livres, une ligne de conduite dans les diverses circonstances de la vie, des exemples de vertus et de courage qui ne peuvent que lui être très utiles pour soutenir les luttes de l'existence; tandis que l'ignorant est sans armes pour se défendre contre leurs funestes effets; livré au mensonge et à l'erreur, qu'il ne peut reconnaître, et aux vaines apparences des phénomènes de la nature, il est obligé de s'en rapporter, sur mille choses, au témoignage et à la bonne foi d'autrui.

Sur cent huit cas de mélancolie, je trouve :

Instruction secondaire	12
Instruction primaire soignée	9
Sachant lire et écrire	59
Ne sachant rien	8
Instruction non notée	17

Si la perpétration des crimes, et en particulier du suicide, augmente de fréquence en raison du développement et de la propagation plus grande de l'instruction, on doit moins en attribuer la cause à l'instruction qu'à la mauvaise direction qui lui est imprimée.

Qui ne voit que les connaissances diverses, soit dans les lettres, soit dans les sciences, inculquées à la jeunesse, sont souvent pour elle un écueil plutôt qu'un préservatif, si le maître ne s'efforce de former le cœur de son élève, en même temps qu'il cherche à orner son esprit?

Et ce défaut d'éducation, que l'on peut reprocher

au mode d'enseignement, trouvera-t-il du moins sa compensation naturelle dans le sein de la famille? Là, malheureusement, trop souvent chacun ne vit plus guère que pour soi : plus de foi, plus de sentiment vrai d'humanité ; à leur place, l'indifférence religieuse et le vil égoïsme ; l'intempérance, la débauche sont les tristes exemples offerts à de jeunes imaginations, qui en conserveront une profonde impression. Que dire encore de toutes ces mauvaises lectures, de tous ces romans où l'on apprend à aimer le vice, où les travers du cœur comme ceux de l'intelligence sont présentés sous des formes tellement attrayantes, que le lecteur se sent porté à les imiter ?

Nous n'avons plus à nous étonner de la corruption des mœurs, si d'une part les masses sont abandonnées à l'ignorance, et si de l'autre on imprime à l'instruction des classes privilégiées, et à l'éducation en général, une direction vicieuse, quand l'éducation première ne fait pas même complètement défaut.

Quand on fixe son attention sur les classes malheureuses, ce qui frappe d'abord, c'est encore plus le manque de bons principes, de croyances saines et bien affermies, que la pénurie des choses nécessaires à la vie. Dans les grands centres industriels, où se rendent à l'envi, attirés par l'appât d'un gain plus facile, d'une liberté et de jouissances nouvelles, ceux qui naguère encore se faisaient un plaisir et un honneur de cultiver la terre, comme avaient fait leurs pères, que de misères physiques, mais que de misères morales encore plus grandes !

Il faut avoir vécu avec les pauvres ouvriers des grandes villes, avoir été le témoin de leurs scènes de ménage, les avoir suivis à leurs travaux, à l'entrée et à la sortie des ateliers, pour être bien pénétré de cette vérité. A la maison, ces infortunés ne connaissent plus, pour ainsi dire, que la force brutale : sous le poids de la misère et du besoin, c'est à celui de la famille qui s'appropriera la moins mauvaise part ; toutes les bouches sont pleines de paroles grossières, d'imprécations et de blasphèmes ; l'autorité des pères et mères n'existe plus, les enfants posent leurs conditions de travail, ils rendront tant par semaine, et conserveront le reste de leur salaire pour leur misérable toilette ou leurs plaisirs. Les caractères sont aigris par le chagrin, la souffrance et les privations ; on ne respecte plus rien : aucun égard pour le sexe et la faiblesse ; l'injure et la menace, les coups eux-mêmes sont souvent employés par des enfants ignorants, grossiers et ingrats, contre les auteurs de leurs jours.

Dans les rues et dans les ateliers, comme au logis, que de funestes exemples, que de propos orduriers ; que d'actions abominables dans ces lieux de travail, véritables foyers de corruption pour la jeunesse, qui souvent s'y livre sans honte aux excès de la lubricité !

Loin de moi l'odieuse pensée d'ajouter à tant de maux une flétrissure sans pitié. Toutes ces classes malheureuses, c'est-à-dire la plus forte partie de la société, ne connaissant de la vie que la souffrance et la privation des choses de première nécessité, ont sucé avec le lait de leur mère une sorte d'aversion pour le riche, qu'elles regardent comme leur oppresseur; la haineuse envie les presse sans cesse. Plongées dans la plus grossière ignorance, privées de tout bon principe d'éducation, abandonnées, livrées à leur triste destinée, sans joie pour le présent, sans espoir pour l'avenir, elles semblent vouloir se dédommager en se jetant dans l'immoralité la plus profonde.

Quoi d'étonnant que, dans de pareilles conditions, les idées tristes s'emparent des individus, que leur moral s'affecte et que la mélancolie germe comme dans son terrain naturel !

Faiblesse mentale. — Il est clair que les causes prédisposantes que nous venons d'examiner seront d'autant plus puissantes que l'individu aura, pour réagir contre elles, une organisation morale moins vigoureuse : une sensibilité anormale, une volonté plus faible et une intelligence moins développée.

Sur cent huit mélancoliques, je trouve l'imbécillité précédant quatorze fois la folie : produisant seule l'invasion ou agissant de concert avec d'autres causes ainsi qu'il suit :

Imbécillité sans autre cause	6
Imbécillité et le père et la mère aliénés	1
Imbécillité et mère imbécille	1
Imbécillité et tante paternelle aliénée	1
Imbécillité et mère folle, et fièvre intermittente.	1
Imbécillité et une parente paternelle aliénée et dénûment	1
Imbécillité et oncle maternel aliéné, amour contrarié, coup reçu sur la tête	1

Tout ce qui affaiblit la constitution et appauvrit le sang prédispose aux affections nerveuses et en particulier à la mélancolie. C'est ainsi qu'agissent les conditions hygiéniques mauvaises : le séjour prolongé dans une habitation malsaine, humide, où la lumière du jour ne pénètre pas, où l'air n'est pas suffisamment renouvelé ; les jeûnes forcés ou volontaires, l'insuffisance ou la mauvaise qualité de la nourriture, l'usage trop exclusif d'un même aliment ; les chaleurs ou les froids extrêmes de certains climats ; le voisinage des eaux dormantes et des marais ; les souffrances physiques et morales occasionnées par les maladies prolongées et incurables ; les ébranlements qu'imprime au physique et au moral une longue suite de malheurs ; enfin, la misère habituelle.

Age; sexe; tempérament; état civil; profession. — Je réunis ces différentes causes, dont l'action est admise par les uns et contestée par les autres.

Il nous semble que l'âge ne prédispose pas par lui-même, mais bien en tant seulement qu'il voit apparaître certaines dispositions morales, particulières, ou encore certaines maladies. L'enfant, par la mobilité de son caractère, échappe plus facilement au délire mélancolique. Je dis plus facilement, car on en a vu des exemples. Moi-même, j'ai pu observer un cas très remarquable de mélancolie chez une enfant de cinq à six ans, que j'ai vue devenir triste, silencieuse, immobile, refuser de prendre de la nourriture et se laisser mourir en quelque sorte de faim, dans les premiers jours qui suivirent la mort de sa mère. Elle ne présentait pas de fièvre, pas de symptômes généraux ou locaux de maladie physique; mais une obstination insurmontable dans le refus des aliments.

La puberté, la jeunesse amènent avec elles leurs passions; et les peines du cœur, résultat d'un penchant non satisfait, deviennent quelquefois, à cette époque de la vie, la cause de l'affection dont nous nous occupons. L'ambition, la soif des richesses, etc., dans l'âge mûr, amènent le même résultat.

Quant à la vieillesse, on connaît ses préoccupations, ses regrets des forces et de la santé perdues, d'une vie souvent dissipée sans fruits; le réveil de ses idées religieuses, sa crainte de la mort.

Il est un âge très difficile à franchir pour la femme, c'est celui de la ménopause. Si d'un côté la suppression définitive du flux cataménial amène une révolution dans tout l'organisme, ce qui est incontestable; de l'autre, le moral s'affecte péniblement : à cette phase de son existence, la femme voit disparaître la fleur de sa beauté, l'espoir d'être mère, avec les jeux et les ris, le monde et ses plaisirs; tout semble tendre à donner une teinte triste et sombre à ses idées.

Quoi qu'il en soit de l'influence directe des âges, j'ai fait le relevé de cent huit malades mélancoliques, et ils sont répartis de la manière suivante quant à l'âge qu'ils avaient au moment de l'invasion de leur affection :

De 15 à 20 ans........	5
De 20 à 25 ans........	13
De 25 à 30 ans........	19
De 30 à 35 ans........	18
De 35 à 40 ans........	19
De 40 à 45 ans........	18
De 45 à 50 ans........	4
De 50 à 55 ans........	1
De 55 à 60 ans........	4
De 60 à 65 ans........	3
Age indéterminé......	4
Total.....	108

Il est facile de voir, d'après ce tableau, que la fréquence de l'invasion de la mélancolie va en progressant de quinze à trente ans, pour rester à peu près stationnaire de trente à quarante-cinq ans; et qu'elle domine alors considérablement pour disparaître à soixante-cinq. Elle est plus grande de cinquante-cinq à soixante que de soixante à soixante-cinq, et plus grande à cette dernière période qu'à celle de cinquante à cinquante-cinq ans.

Si maintenant nous examinons l'écart de quinze à trente ans, il est à peu près comme 1 : 4 ; tandis que celui de cinquante à cinquante-cinq ans est à celui de trente-cinq à quarante ans comme 1 : 19.

La femme est-elle plus exposée que l'homme au délire mélancolique ? La question nous paraît assez complexe.

La femme est plus impressionnable que l'homme, elle est plus disposée à contracter des affections nerveuses de toute nature. En présence d'une circonstance triste quelconque, par exemple, elle s'émeut plus facilement que l'homme ; mais en revanche ses impressions sont moins durables que celles de ce dernier, en raison même de la souplesse de l'organisation dont elle douée. Chez la femme, l'impression est rapide et généralement très fugace ; chez l'homme, elle se produit plus lentement et elle vient en quelque sorte goutte à goutte ; mais elle pénètre et produit des effets plus durables.

D'un autre côté, l'homme est bien plus en butte à tout ce qui peut l'émouvoir profondément : à lui, la force, mais aussi le danger. C'est à lui de se répandre au dehors pour soutenir la lutte et procurer à la famille, au prix de ses sueurs et souvent au péril de sa vie, tout ce qui est nécessaire à son existence. Mais à la femme, la douceur, l'art de plaire qui supplée à la faiblesse, la vie douce et calme de l'intérieur, les soins du ménage, l'éducation physique et morale des enfants. Si parfois des circonstances la placent dans la nécessité de soutenir une lutte peu en rapport avec son organisation physique et morale, oh ! c'est alors surtout qu'elle peut tomber dans le dépérissement des forces et la dépression morale.

Il n'est personne qui, ayant à traiter de l'influence des tempéraments dans la production de telle ou telle affection, ne se trouve dans une sorte d'embarras. Qui donc, en effet, a jamais pu assigner aux divers tempéraments les caractères qui leur soient propres et indiscutables ? Il est parfaitement inutile d'entrer dans l'examen des variations sans nombre et des idées personnelles qui de tout temps se sont produites à ce sujet.

Dans les temps anciens, on accordait au tempérament dit *bilieux* une influence extrême dans la mélancolie. Est-il possible, cependant, de ne pas reconnaître que, même très souvent dans l'exagération de ses manifestations, il n'exerce aucune influence bien notable sur les dispositions morales des individus ? Ne serait-on pas en droit de dire que les grands médecins, qui ont tenu compte de la présence de ce tempérament chez les mélancoliques, ont été souvent abusés par des apparences purement extérieures, une certaine habitude prise par les malades, un air triste, des traits contractés, une teinte plus foncée de la peau, etc. : résultat et non cause de leur affection ? Ne serait-il pas permis de nier cette influence admise sans preuves suffisantes, et de dire, avec Fœdéré, dans son *Traité du délire :* « Lorsqu'on cultive sa raison, on est sage toute sa vie, avec le tempérament qu'on a voulu nommer *mélancolique.* »

Esquirol attachait une grande importance aux caractères physiques, physionomiques des aliénés, il prenait note de la couleur des cheveux, des iris, etc.; il était arrivé à dire : « Ceux qui ont les cheveux et les yeux noirs, qui sont d'un tempérament sec, nerveux, sont plus souvent lypémaniaques. » Sans prêter la même attention que lui à la couleur du système pileux et des yeux, nous croyons que l'élément nerveux prédominant constitue une prédisposition sérieuse; d'autant plus que c'est souvent une des manifestations d'un vice héréditaire, quoique le plus grand nombre qui le présentent échappent au délire mélancolique.

Voici le relevé que j'ai fait de quatre-vingt-dix cas de mélancoliques, dont le tempérament a été désigné d'une manière plus ou moins heureuse :

Tempérament	nerveux plus ou moins pur...	24
—	nervoso-lymphatique.........	25
—	nervoso-bilieux..............	8
—	nervoso-sanguin..............	9
—	bilieux......................	3
—	bilioso-sanguin..............	8
—	bilioso-lymphatique..........	12
—	lymphatique..................	8
—	lymphatico-sanguin...........	2
—	sanguin......................	11
	Total..........	90

Comme on le voit, ils seraient répartis par ordre de fréquence de la manière suivante : 1° tempérament nervoso-lymphatique ; 2° tempérament nerveux ; 3° bilioso-lymphatique ; 4° tempérament sanguin ; 5° tempérament nervoso-sanguin ; 6° le nervoso-bilieux, le bilioso-sanguin et le lymphatique, tous les trois au même rang ; 7° tempérament bilieux ; 8° enfin le tempérament lymphatico-sanguin.

Ainsi donc :

L'élément nerveux prédominerait hautement dans.	24 cas.
Il prédominerait tempéré par la lymphe dans	25 —
Il prédominerait tempéré par l'élément bilieux dans	8 —
Il prédominerait tempéré par le sang dans........	9 —
Total...........	66 cas.

C'est-à-dire qu'il s'accuse à divers degrés dans soixante-six cas ou dans les soixante-treize centièmes des cas.

L'élément bilieux est pur seulement.............	3 fois.
Il est tempéré par le tempérament lymphatique..	12 —
Il est tempéré par le tempérament sanguin.......	8 —
Il tempère le tempérament nerveux.............	8 —
Total...........	31 cas.

L'élément bilieux se trouve ainsi à divers degrés trente et une fois, ou les trente-quatre centièmes des cas.

L'élément lymphatique est pur dans......	8 cas.
Il est tempéré par l'élément sanguin dans.	2 —
Il est tempéré par l'élément nerveux dans.	25 —
Il est tempéré par l'élément bilieux dans..	12 —
Total...........	47 cas.

Il se voit à divers degrés dans quarante-sept cas, ou dans les cinquante-deux centièmes des cas.

L'élément sanguin est pur.............	11	fois.
Il tempère le tempérament nerveux.....	9	—
Il tempère le tempérament bilieux......	8	—
Il tempère le tempérament lymphatique.	2	—
Total..........	30	cas.

Il se fait donc sentir à divers degrés trente fois, ou dans les trente-trois centièmes des cas.

Nous admettons volontiers les effets funestes du célibat et de l'état de veuvage. Mais ils en seront d'autant plus accusés que la personne qui les subit se trouve placée dans telles ou telles conditions.

Il est évident que l'homme pourra s'y soustraire plus facilement que la femme, car « l'homme doit attaquer, la femme se défendre ; l'homme doit choisir le moment où le besoin de l'attaque se fait sentir, où ce besoin même en assure le succès ; la femme doit choisir ceux où il lui est plus avantageux de se rendre ; elle doit savoir céder à propos à la violence de l'agresseur, après l'avoir adouci par le caractère même de la résistance, donner le plus de prix possible à sa défaite ; se faire un mérite de ce qu'elle-même n'a pas désiré moins vivement, peut-être, d'accorder que lui d'obtenir ; elle doit enfin trouver dans la sage et douce direction de leurs plaisirs mutuels le moyen de s'assurer un appui, un défenseur [1]. »

(1) Jean-Jacques Rousseau.

Si les besoins de la chair non satisfaits entraînent de graves désordres dans le moral de la femme, c'est principalement chez celle qui a déjà vécu dans les liens du mariage. Ces désordres sont causés par la triste comparaison du passé avec le présent, par les peintures saisissantes d'une imagination attisée aux feux d'un tempérament ardent, dans l'isolement et le vide opéré au foyer domestique. Que d'accidents nerveux, que de maladies mal déterminées ne reconnaissent pas d'autres causes... Car si la continence absolue est quelquefois nécessaire pour les sujets à fibre molle; si modérée elle augmente, pour les tempéraments moyens, l'activité des mouvements vitaux, élève le degré de la chaleur animale, donne plus de force à l'intelligence, porte à la bienveillance et à la générosité; elle produit souvent, dans d'autres conditions, une activité funeste à l'imagination, le défaut de sociabilité, sans compter les maladies graves inflammatoires avec convulsions auxquelles elle expose.

Pour la femme, dont l'appareil génésique est une source d'affections si variées, de vapeurs, d'hystérie aux mille formes, dans les tempéraments divers, la continence est certainement plus pénible encore que pour l'homme. Le système utérin une fois développé exerce un tyranique empire sur l'organisme et en particulier sur le cerveau, instrument de la pensée qui se concentre, pour ainsi dire, sur tout ce qui a plus ou moins de rapport à l'acte de la procréation.

Il est impossible, dans l'état actuel de la science, d'assigner la part d'influence que présente chaque profession dans la production de la mélancolie. Cependant, la vie sédentaire des bureaux et de cabinet, avec ses fatigues intellectuelles, ses ennuis, ses ambitions souvent déçues et les maladies gastro-intestinales qu'elle entraîne; les inquiétudes des entreprises commerciales, de bourse, etc., semblent être une prédisposition réelle et plus grande que celle des états manuels et de l'existence au grand air, au jour le jour et exempte de soucis.

On trouvera au tableau ci-contre les différentes professions des cent huit malades dont j'ai parlé. Elles sont divisées suivant :

1° Qu'elles sont sédentaires ou non ;

2° D'après leur insalubrité ;

3° D'après l'effort musculaire qu'elles entraînent.

Professions sédentaires.			Professions moins sédentaires.
Intellectuelles.	**Commerciales.**	**Industrielles et autres.**	
Séminaristes 2	Négociant.. 1	Bijoutier... 1	Boucher.... 1
Étudiants en médecine. 2	Merciers.... 2	Horloger... 1	Meunier.... 1
Clerc d'avoué 1		Taill^rs d'habits...... 2	Maçon...... 1
Clerc de notaire..... 1		Coutelier... 1	Carrier..... 1
Clerc d'huissier...... 1		Ferblantiers. 2	Charpentier. 1
Employés de bureaux..10		Serrurier... 1	Scieurs de long..... 2
Imprimeur.. 1		Cloutier.... 1	Val^ts de ville 2
		Menuisiers.. 4	
		Cordonniers. 2	
		Teinturiers.. 3	
		Matelassier.. 1	
		Peigneurs de filasse.... 2	
		Tisserand... 1	
		Bouchonnier 1	
		Tonneliers.. 2	
		Charron.... 1	
		Cuisinier... 1	
		Verrier..... 1	

Professions non sédentaires.		Sans profession.	
Agriculteurs-propriétaires...	14	Rentiers	11
Agriculteurs-ouvriers.......	14		
Vigneron..................	1	Professions inconnues...	6
Facteur rural.............	1		
Colporteur................	1		
Militaires et gendarme	3	**Total..... 108**	

Professions plus ou moins insalubres

Par agents chimiques ou métaux.	Par l'action de la chaleur.	Par miasmes.	Par la respiration.
Teinturiers . 3	Verrier..... 1	Boucher.... 1	Matelassier.. 1
Ferblantiers. 2	Cloutier..... 1		Peigneurs de filasse.... 2
	Serrurier... 1		Meunier.... 1
	Cuisinier... 1		

Professions à grands efforts musculaires.

Carrier, 1. — Maçons, 2. — Charpentier, 1. — Menuisiers, 4. Tisserand, 1. — Scieurs de long, 2. — Charron, 1.

On voit, d'après ce tableau, que les professions sédentaires sont au nombre de 49 sur les 102 connues, soit 46 sur 100; les professions non sédentaires de 34, soit 32 sur 100. — Parmi les 49 sédentaires on trouve : professions industrielles, 28 ou 27 sur 100; intellectuelles, 18 ou 16 sur 100; commerciales, 3. — Les semi-sédentaires sont au nombre de 9; les rentiers, de 11.

Si maintenant nous cherchons dans chaque colonne les professions qui se font remarquer par leur fréquence, nous avons, dans celles dites intellectuelles : 1° les commis; 2° les étudiants; 3° les clercs et imprimeurs.

Les professions industrielles donnent :

Menuisiers... 4	Taillrs d'hats 2	Bijoutier ... 1	Matelassier. .. 1
Teinturiers .. 3	Ferblantiers. 2	Horloger.... 1	Tisserand..... 1
	Cordonniers. 2	Coutelier ... 1	Bouchonnier.. 1
	Peigneurs de filasse.... 2	Serrurier ... 1	Charron....... 1
	Tonneliers. . 2	Cloutier 1	Cuisinier 1
			Verrier....... 1

Dans les professions moins sédentaires on a :

Scieurs de long, 2; — Valets de ville, 2; — Autre, 1.

Dans les professions non sédentaires, les agriculteurs-propriétaires et ouvriers, en nombre égal, forment les vingt-huit trente-quatrièmes.

Il est facile de voir que les professions insalubres ou à grands efforts musculaires n'influent pas d'une manière particulière.

Influence des saisons. — L'influence du physique sur le moral, si admirablement établie par Cabanis, est aujourd'hui un fait incontestable.

Il est des personnes qui subissent dans leur organisme et la nature de leurs idées, l'influence de toutes les variations du calorique et d'hygrométrie de l'air. Tout le monde sait à quel point les gens nerveux sont sensibles aux changements atmosphériques.

Dès lors, on peut comprendre que les saisons, elles aussi, caractérisées par la prédominance plus ou moins accusée et permanente de tel ou tel état de l'air, exercent leur empire sur les dispositions morales.

On remarque que le plus grand nombre d'admissions dans les asiles d'aliénés coïncide avec le printemps et la fin de l'été; mais on ne peut conclure de là à la fréquence plus grande de la folie dans ces saisons; car les malades ont passé le plus souvent un temps plus ou moins long au sein de leur famille avant leur entrée.

Article 3.

Causes efficientes.

§ 1er. — CAUSES EFFICIENTES MORALES.

Les principales sont : 1° le sentiment religieux exagéré; 2° amour contrarié; 3° excès de travail intellectuel; 4° chagrins domestiques; 5° impressions reçues dans le jeune âge; 6° passage subit d'un genre de vie à un autre.

A. *Sentiment religieux exagéré.* — Nous avons déjà vu que le sentiment religieux, si salutaire en soi, peut être vicié quant à sa nature ou à son intensité. Il est des âmes timorées qui sont sans cesse à repasser dans leur esprit les peccadilles dont elles se sont rendues coupables, et qui vivent dans une crainte tellement exagérée de transgresser la loi de Dieu et de mériter sa colère, qu'elles en perdent l'appétit et le sommeil. Elles tombent dans le découragement d'avoir toujours à se reprocher les mêmes fautes, que leur imagination maladive leur représente comme très grandes et dignes de l'enfer; la mélancolie s'empare d'elles, et les hallucinations des sens leur représentent le démon comme maître de leur personne et prêt à les précipiter dans le séjour des réprouvés. Cependant, il est bon de faire observer que ce n'est pas là la cause la plus ordinaire, à beaucoup près, du délire mélancolique à forme religieuse. Quand cette cause se rencontre, c'est principalement dans les campagnes, où l'instruction solide est peu répandue, et de préférence chez les esprits naturellement faibles et bornés, et bien plus souvent chez les femmes qui cèdent plus facilement aux entraînements de la foi et de leur imagination.

Je trouve que l'influence des idées religieuses est notée une dizaine de fois seulement sur les cent huit observations d'hommes mélancoliques; on peut juger de sa rareté. — Le spiritisme fut une fois la cause bien avérée d'une lypémanie dangereuse.

B. *Amour contrarié.* — L'égoïsme est en quelque sorte le caractère dominant du siècle, les sentiments affectifs sont bien moins vifs et durables qu'ils ne l'étaient jadis, et les folies par amour deviennent de plus en plus rares ; toutefois, on voit encore l'amour contrarié soit d'une manière, soit d'une autre, produire la mélancolie. La consommation impossible d'un mariage désiré, une union contraire aux goûts et préférences ressenties, une union mal assortie par l'âge ou rendue stérile par l'impuissance d'un conjoint, etc., plongent encore quelques personnes dans une dépression physique et morale, qui va quelquefois jusqu'aux idées de suicide et la stupeur la plus profonde.

J'ai soigné, en 1863, une pauvre demoiselle de la campagne, âgée de dix-sept ans, qui, ne pouvant obtenir de son père de la marier à un jeune homme qu'elle aimait, devint peu à peu d'un caractère sombre, taciturne, mélancolique, rechercha la solitude, perdit le sommeil et l'appétit, prit ses parents en désaffection, refusa fréquemment de manger et de s'habiller. On fut obligé de la mettre dans une maison de santé, pour y être traitée d'une lypémanie des plus intenses.

On jugera de la rareté de cette cause, si je dis qu'elle ne se trouve notée que quatre fois sur une centaine d'individus.

C. *Excès de travail intellectuel.* — Pour arriver à

connaître leur influence dans la question qui nous occupe, je crois qu'il est bon de dégager de cette proposition certaines inconnues qui la compliquent. Il faut tenir un compte très sérieux des veilles prolongées, des fatigues autant physiques qu'intellectuelles supportées par ceux qui s'y livrent; du trouble qu'apportent dans leurs fonctions la privation du sommeil et l'abus des stimulants, tels que les alcools et le café employés pour le combattre et surexciter l'organe de la pensée; de tous les excès auxquels se livrent souvent les musiciens, les poètes et les acteurs, etc., c'est-à-dire ceux qui font le plus usage de leur sensibilité et de leur imagination. Comme on le voit, la part qui revient à la fatigue des facultés intellectuelles, considérée isolément, perd beaucoup de son importance.

D'un autre côté, la folie en général, et la mélancolie dans ce cas-là, ne survient guère que chez les individus prédisposés, soit par un vice héréditaire, soit par un arrêt de développement intellectuel, ou encore par une mauvaise direction donnée à leurs travaux, entrepris sans les connaissances préliminaires qu'ils supposent, etc., et poussés avec frénésie dans un espoir chimérique.

D. *Chagrins domestiques.* — Il est hors de doute qu'assez souvent la mélancolie reconnaît pour cause efficiente des chagrins domestiques, quelle qu'en soit la nature. La douleur causée par la perte d'un père, d'une mère ou d'un enfant, d'un mari ou *vice versa;* la conduite criminelle, les peines afflictives, infamantes d'un conjoint ou d'un enfant; les désordres amenés dans le ménage par l'ivrognerie ou la débauche; la privation du travail avec la gêne qu'elle apporte; l'impossibilité de payer ses dettes, les menaces des poursuites des hommes de loi; les malheurs de toutes sortes qui pèsent sur la famille, sont autant de secousses imprimées au moral, capables de l'abattre, surtout s'il y a quelque prédisposition.

J'en dirai tout autant des peines cuisantes, des remords ou des préoccupations incessantes d'une conscience trop timorée, ainsi que des chagrins causés par les déceptions sans nombre qui sont si souvent le triste partage des ambitieux. Il en est de même de la calomnie, de la crainte des délations, qui agissent d'une manière si funeste chez les personnes dont le sens émotif est très développé; de même, en un mot, de toute douleur morale légitime, ou de la torture morale causée par les passions et les vices, tels que l'envie, l'orgueil, la haine, la jalousie ou les cris d'une conscience coupable.

Mais tout cela s'enchaîne, se prête un mutuel secours dans la production de la maladie, qui est d'autant plus à craindre que ces différentes causes efficientes sont secondées par une sensibilité individuelle plus grande, un concours d'idées accessoires, et surtout par une cause occasionnelle.

Aux causes de la mélancolie, je trouve, sur cent

huit observations, la perte d'argent notée huit fois. Mais ce n'est pas là la cause unique et suffisante de la folie, excepté dans un cas, car on a :

Perte d'argent et de sa femme	1
Perte d'argent et de ses trois enfants	1
Perte de fortune, amour contrarié	1
Perte de 1,000 francs, mais parent aliéné	1
Perte de 2,300 francs destinés au rachat d'un fils, et sœur morte aliénée	1
Perte de sa petite fortune, contrariétés, études mal dirigées	1
Perte d'argent, mais caractère pusillanime, crainte vive	1
Perte d'une forte somme d'argent	1

La jalousie est citée cinq fois, mais jamais seule

Jalousie et grand'mère et mère mortes aliénées	1
Jalousie et père mort d'apoplexie, mère scrofuleuse	1
Jalousie, congestion cérébrale, vives contrariétés	1
Jalousie, fièvre typhoïde, excès de boisson	1
Jalousie et fièvre typhoïde	1

La misère est citée onze fois :

Misère et frayeur	1
Misère et faiblesse mentale	3
Misère et contrariétés dans le ménage	3
Misère et chagrins de la part de la femme	1
Misère et exil	1
Misère, accès de fièvre après un bain froid	1
Misère et caractère orgueilleux, idées politiques exagérées	1

Comme on le voit, la misère ne serait jamais

seule, elle aurait toujours eu besoin du concours d'une autre cause.

La perte d'un proche parent n'a été notée que deux fois :

Perte de trois enfants et d'argent............	1
Perte de sa femme et d'une partie de son avoir	1

Cette cause se voit bien peu fréquente et encore incapable à elle seule de produire le délire mélancolique.

E. *Impressions reçues dans le jeune âge.* — L'intelligence n'est pas toujours la même aux différentes époques de la vie : celle de l'homme fait se perfectionne et réagit sur les autres ; celle du tout jeune homme compare, acquiert des connaissances, forme son jugement, tandis que celle de l'enfant est passive, comme en *puissance* seulement : le germe est là, mais il a besoin d'être fécondé par l'éducation.

Combien de fois n'a-t-on pas vu des personnes dont le moral s'est ressenti jusque dans l'âge mûr et au delà, de la secousse produite dans leur enfance par la vue d'une scène de violence !

Combien de fois une jeune fille d'éducation soignée, qui a vécu sous le regard vigilant de parents et de maîtresses attentifs à éloigner d'elle tout ce qui pouvait souiller la pureté de ses pensées, aussi bien que celle de son corps, n'étonne-t-elle pas par les propos et les actes les plus indécents, sous l'influence d'une affection nerveuse !

Assez souvent dans les asiles on voit les malades briser entièrement avec leurs habitudes antérieures de réserve et de décence : des personnes remarquables antérieurement par la pratique de la vertu, tenir un langage et se livrer à des actes que la morale réprouve. D'où ces idées et ces impulsions si contraires à celles qu'elles avaient d'abord peuvent-elles venir ? Sont-elles nées de toute pièce sous l'influence de la maladie nerveuse, ou bien ne sont-elles que le développement d'un germe qui n'attendait que ce terrain pathologique pour s'épanouir ? Voilà la question que, pour mon compte, je me suis plus d'une fois posée. Ce germe ne serait peut-être autre que le triste résultat d'une sensation produite soit par une imprudence, soit par un fâcheux hasard dans le tout jeune âge.

Les parents et tous ceux qui entourent l'enfance ne peuvent prendre trop de précautions, avoir trop de retenue et de prudence dans leurs discours comme dans leurs manières... Fort souvent le jeune enfant, que l'on croit incapable de subir l'influence de leur langage et de leurs actes, en conserve une impression qui retentira pendant un temps plus ou moins long dans son existence.

Esquirol va même plus loin et prétend qu'il faut remonter jusqu'à l'état de gestation, pour y trouver la cause de certains cas d'aliénation qui s'expliquent au moyen de l'impression reçue par le fœtus dans le sein de sa mère.

F. *Passage subit d'un genre de vie à un autre.* — Il n'est pas un médecin qui n'ait remarqué dans sa carrière les funestes résultats du passage trop subit d'un genre de vie à un autre qui lui est opposé. Que de militaires retraités, que de marins, que de fonctionnaires de toutes sortes hors de service; que de négociants retirés du commerce, etc., tombent dans la dépression physique et morale, causée par le passage subit d'une vie active à un état d'oisiveté plus ou moins relative. On peut dire qu'il y a pour eux la nostalgie des affaires comme pour d'autres la maladie du pays.

Le besoin de mouvement, d'activité physique et intellectuelle se fait surtout sentir dans la première, tandis que la seconde se caractérise par le regret de la patrie absente. Mais dans l'un comme dans l'autre, le résultat est le même, c'est-à-dire la mélancolie...

§ II. — CAUSES EFFICIENTES PHYSIQUES.

A. *Maladies de l'encéphale.* — On comprend facilement que les affections de l'encéphale peuvent donner lieu, primitivement ou secondairement, à la folie mélancolique.

Pour MM. Baillarger et Etoc-Demasis, l'hydrocéphalie chronique est la cause de la stupidité, qui est constamment caractérisée, dit M. Etoc, par l'œdème de la substance cérébrale, l'aplatissement des circonvolutions et la tension de la pie-mère.

Le délire mélancolique succède quelquefois à la congestion cérébrale ; qu'elle soit idiopathique, c'est-à-dire amenée par une disposition propre du cerveau, ou symptomatique, sympathique.

Le caractère s'aigrit, devient irascible, il y a des illusions, des hallucinations et enfin des conceptions délirantes de nature triste.

L'hémorrhagie cérébrale laisse quelquefois à sa suite un trouble mental qui dégénère en maladie. En voici un exemple.

M. X..., soixante-treize ans, est pris d'hémorrhagie cérébrale, qui laisse après elle un trouble mental manifeste, mais de courte durée. De temps en temps, désordre dans les idées ; enfin, deux ans après, délire lypémaniaque intense, idées de persécutions, d'emprisonnement, tendances à la violence et au suicide.

Les boissons alcooliques prises avec excès, quelques solanées vireuses peuvent, par leur action sur le cerveau, engendrer le délire mélancolique.

M. X..., aubergiste, se livre avec excès à la boisson (vin blanc, eau-de-vie), et au bout d'un certain temps il est pris de délire de persécutions le plus prononcé ; il s'enferme chez lui, bouche les moindres ouvertures, pour empêcher un prétendu ennemi d'entrer ; l'accès disparaît assez promptement, mais un nouveau revient deux ans après, sous l'influence des mêmes excès. A peu près guéri moins d'un an après, il retombe dans le même délire, sous la même influence et ne s'en relève plus.

Sur cent huit malades (hommes), je trouve les abus de boissons notés douze fois comme la cause de leur folie mélancolique.

Six fois cette cause s'accompagnait d'une ou plusieurs autres :

Ivrognerie, paresse et jalousie	1
Ivrognerie et autres malheurs	1
Ivrognerie, fièvre typhoïde et jalousie	1
Ivrognerie et hérédité, un père aliéné	1
Ivrognerie et une sœur aliénée, délire similaire, père paralysé	1
Ivrognerie et misère	1

B. *Appareil circulatoire.* — La chlorose, l'anémie, la chloro-anémie engendrent le nervosisme, et, par contre, peuvent donner lieu à la mélancolie avec hallucinations. De même, le changement brusque amené par l'âge critique engendre quelquefois cette maladie.

Les individus qui ont une maladie de cœur s'irritent très-facilement, s'impressionnent pour rien, tremblent et s'emportent pour la cause la plus insignifiante. On remarque chez eux une grande anxiété, surtout dans leurs paroxysmes de souffrance. Ils ont des tendances hypochondriaques et des hallucinations terrifiantes. Dans l'hypertrophie du cœur, le cerveau, qui éprouve des chocs artériels violents et répétés, ne peut fonctionner d'une manière normale.

C. *Phthisie pulmonaire.* — On remarque souvent de la mélancolie, et même quelquefois du délire mélancolique au commencement de la phthisie pulmonaire.

D. *Maladies des organes digestifs.* — Il est hors de doute que les affections chroniques de l'estomac, de l'intestin, du foie avec obstruction de la veine porte, du pancréas, influent énormément sur la nature des idées qui, sous leur influence, prennent ordinairement une teinte sombre, mélancolique.

M. Guislain dit, dans ses *Leçons orales* : « Qui n'admet les rapports entre le tube intestinal et les actes cérébraux, l'influence d'un estomac exalté dans sa sensibilité par le jeûne, par une inflammation, par une affection morbide quelconque? Il y a des personnes qui se plaignent à certaines heures de la journée, par exemple après le dîner, de ce qu'elles nomment de singulières idées... Elles ont des pensées qu'elles ne voudraient pas avoir, elles voient tout avec indifférence, elles se chagrinent parce qu'elles n'ont pas d'émotions. Elles éprouvent une fausse honte, elles s'expriment avec timidité, leur parole est voilée : il suffit de quelques heures pour que cet état d'hypochondrie disparaisse. Qui oserait nier l'influence? Qui ignore combien une constipation peut agir sur le caractère moral? Je me souviens d'une personne qui, chaque fois qu'elle était constipée, avait des hallucinations auditives et visuelles... Dans les névroses des viscères abdominaux, ne rencontre-t-on pas les anomalies du moral les plus singulières? Il y a des hommes souffrant d'anorexie, de cardialgie, de malaise abdominal qui, de temps en temps, sont tristes, irascibles. »

Il en est de ces influences comme de toutes les autres, elles agissent rarement d'une manière tout à fait isolée : généralement plusieurs causes se prêtent un mutuel secours, s'enchevêtrent, et ce que l'on regarde comme la cause d'une affection cérébrale, n'est quelquefois que l'effet de la réaction du cerveau dans le cours d'une vésanie.

On sait encore que les douleurs incessantes, les craintes sérieuses, l'épuisement des forces qui accompagnent les affections chroniques de la vessie, de la prostate et du canal de l'urèthre jettent souvent les patients dans une noire mélancolie.

E. *Utérus*. — M. Azam, dans un travail remarquable, examinant les affections de l'utérus et de ses annexes dans leurs rapports avec les maladies mentales, réunit sept cas de lypémanie avec suicide, une lypémanie simple dangereuse et une hystéromanie. Il trouve : ulcérations granuleuses du col, cinq fois ; antéversion, engorgement du col de l'utérus et ulcération de la lèvre inférieure, une fois ; tumeurs fongueuses et fibreuses avec hypertrophie de l'organe, trois fois ; simple engorgement douloureux de la matrice, abaissement du col et fleurs blanches, une fois. L'utérus est complètement bouché chez une hystéromane. Dans vingt-neuf autres cas, presque tous plus ou moins de lypémanie, il trouve dans l'ordre de fréquence : le cancer, l'hypertrophie de l'utérus, des ulcérations, de l'engorgement du col, des polypes, des indurations, des kystes de l'ovaire [1].

L'établissement difficile de la puberté, la dysménorrhée, l'aménorrhée, la grossesse, l'état puerpéral, la lactation donnent lieu assez souvent à de la mélancolie. Mais tout cela, je le répète, suppose une cause prédisposante, héréditaire ou toute autre.

Il en est de même des abus vénériens, de l'onanisme, des pertes séminales et de la continence forcée, dont on ne peut nier l'effet dans la génération de certains cas de mélancolie.

F. *Fièvres graves.* — On rencontre souvent, dans la convalescence de la fièvre typhoïde, une sorte de délire caractérisé par des craintes, des idées de persécutions et des tendances au suicide. Dans tous les cas, cette maladie laisse de l'affaiblissement de l'intelligence, qui devient moins apte à résister aux causes de folie.

Le jeune X... est atteint de fièvre typhoïde, et deux ans après, il est pris de dépression morale profonde, alternant avec de l'excitation maniaque. Il en est à peu près de même pour L... (Pierre) qui, dix-huit mois après une fièvre typhoïde, tombe dans la lypémanie avec réactions maniaques et tendance à la violence. X... a eu une fièvre typhoïde à la suite de laquelle ses proches parents ont remarqué

[1] *De la Folie sympathique provoquée et entretenue par les lésions de l'utérus et de ses annexes.* (Bordeaux, 1858.)

de la bizarrerie dans son caractère et dans ses idées ; quelques mois plus tard, on vit éclater le délire mélancolique.

Sur cent huit observations de mélancolie, je trouve la fièvre typhoïde signalée sept fois comme cause de la maladie : une fois, avec habitude d'onanisme ; une fois avec hérédité apoplectique ; une fois avec excès de boissons. — On a également signalé cinq fois la fièvre intermittente au rang des causes : avec hérédité double dans la famille, une fois ; avec hérédité directe (la mère folle) et scrupules, une fois ; avec l'abandon de la famille, une fois ; avec une affection grave du tube digestif, une autre fois.

Je ne parlerai pas de répercussions, d'affections cutanées, de suppression d'ulcère, etc., leur influence me paraît trop problématique. Mais il est une affection qui s'accompagne d'altération de la peau et très souvent du délire mélancolique des mieux caractérisés : c'est la pellagre, comme j'ai pu l'observer dans un de ses foyers.

G. *Névroses.* — Parmi les névroses proprement dites, l'hystérie se transforme volontiers en délire mélancolique. J'ai vu une pauvre petite fille de seize ans atteinte d'hystérie simple d'abord, tomber dans la plus noire mélancolie, et une sorte de stupeur avec des réactions maniaques très intenses.

J'en ai observé une autre qui, après des accès d'hystérie des mieux caractérisés, devenait triste et silencieuse pendant une dizaine de jours environ, pour être prise ensuite d'agitation. Les exemples de cette nature abondent, il est inutile d'insister.

Enfin, il est fréquent de rencontrer des phases de mélancolie chez les épileptiques, et un délire mélancolique avec des idées de persécutions des plus accusées chez les paralysés généraux.

Article 4.

Causes occasionnelles.

Elles sont presque toutes de l'ordre moral : ce sont des sensations fortes qui, chez les personnes impressionnables ou surtout prédisposées, sont assez puissantes pour troubler le moral. Une vive frayeur occasionnée par une chute, l'arrivée subite de l'ennemi, une attaque nocturne, etc. ; la perte inattendue d'un proche parent, la vue de richesses devenues la proie des flammes ; l'attentat à la pudeur avec la frayeur et la honte qui en résultent, la crainte d'une opération dangereuse, un excès de bonheur de revoir tout à coup l'objet de son affection qu'on croyait perdu ; la possession soudaine d'une fortune imprévue ; l'instinct d'imitation mis en jeu par des types maladifs ; certains états pathologiques accidentels, l'insolation, l'état cataménial sont pour certaines personnes des causes occasionnelles de folie mélancolique.

J'ai donné, au printemps 1864, des soins à une demoiselle de vingt-quatre ans atteinte de mélancolie à forme démonomaniaque. Cette jeune personne étant, au moment de ses règles, dans les champs et sur un arbre fruitier, vit arriver soudain un étranger dont les paroles et les gestes érotiques lui causèrent une vive frayeur. Rentrée chez elle dans le saisissement, elle sentit le flux cataménial supprimé tout à coup; elle perdit le sommeil, l'appétit, et ne tarda pas à ressentir des craintes imaginaires, à se croire possédée du démon, comme elle ne cessait de me le dire en me confessant toutes sortes d'illusions internes chaque fois que je la voyais.

X... a une hydrocèle volumineuse. Il craint l'hôpital et l'opération et tombe dans la mélancolie avec idées de sortilége; il est aujourd'hui tourmenté de craintes incessantes de damnation.

M. X... est atteint de délire mélancolique avec idées de persécutions et hypochondrie, dont la cause est attribuée à l'insolation.

CHAPITRE QUATRIÈME

SYMPTOMES, VARIÉTÉS ET MARCHE DE LA MÉLANCOLIE.

ARTICLE 1er.

Symptômes.

L'invasion de la mélancolie est ordinairement précédée d'une disposition toute particulière de l'esprit à la tristesse ; à concevoir des craintes imaginaires ou justifiées ; d'une grande susceptibilité de caractère.

Le sujet commence à rompre avec ses habitudes ; se tient volontiers chez lui, loin de la société et des plaisirs, qui n'ont plus de charmes à ses yeux.

Les craintes qu'il éprouve, soit pour lui, soit pour les autres, augmentent malgré les efforts qu'il fait pour les repousser. L'humeur s'aigrit, les sentiments affectifs et le jugement s'altèrent; le sommeil est troublé par des rêvasseries, des rêves pénibles et souvent effrayants ; l'appétit diminue, la nutrition se fait mal, la sensibilité physique s'exalte ; de passagères, les idées tristes deviennent incessantes et assiégent l'esprit du malade. Celui-ci s'étonne du changement qui s'est opéré en lui, s'en afflige, s'inquiète, lutte encore, puis tombe peu à peu dans le découragement. La physionomie tout entière annonce l'abattement : le regard est triste, langoureux, distrait, inquiet, le front ridé, la tête inclinée; les mouvements sont tantôt brusques et non motivés, tantôt lents et indécis; il y a de fréquents et profonds soupirs. La pensée est lente à se produire, si l'excitabilité nerveuse n'est pas en jeu : le sujet reste souvent un long temps sans prononcer un mot, puis il se répand en un flot de paroles, fréquemment pleines de reproches, etc.

Au bout d'un temps plus ou moins long, la scène change : jusque-là, le malade réagissait contre ses idées et ses sensations que sa raison lui faisait encore reconnaître fausses ; mais il succombe dans la lutte et commence par les admettre comme vraies.

C'est alors que le délire surgit avec un cortége de symptômes plus ou moins constants et plus ou moins simultanés.

Ce délire est partiel, et roule sur des idées et des impressions de nature triste, en nombre variable, et qui composent les diverses formes de la mélancolie.

Les idées et les impressions délirantes concernent, comme nous l'avons vu dans les prodromes, ou le malade ou d'autres personnes. Elles ont pour objet l'honneur, que l'imagination représente comme compromis, la santé, la vie menacée, la perte des richesses volées ou anéanties dans un sinistre, etc. Certains malades se croient persécutés, ou victimes d'une erreur commise sur leur compte ; d'autres, de grands coupables, dignes du dernier supplice, ou des flammes de l'enfer.....

Ces désordres peuvent germer d'eux-mêmes dans les facultés intellectuelles et affectives ; mais ils sont très souvent provoqués par des illusions et des hallucinations, de même qu'ils leur donnent quelquefois naissance. Ils s'accompagnent assez fréquemment de tendances à la violence, et même au meurtre, au suicide ou à l'incendie.....

Nous allons nous arrêter un peu sur les symptômes les plus saillants de la mélancolie.

Illusions. — L'illusion suppose une impression externe ou interne ; une intelligence saine la rectifie, la prend pour ce qu'elle est réellement, c'est-à-dire une illusion ; mais l'aliéné la prend au sérieux et porte des jugements faux, maladifs, sur les sensations qu'il éprouve. Les illusions sont dites *externes* lorsqu'elles sont le produit de quelqu'un des cinq sens ; *internes*, au contraire, lorsqu'elles partent de l'intérieur de nos organes.

Illusions externes. — Dominé par ses craintes et ses soupçons, si, par exemple, le malade entend parler en passant dans la rue, il s'imagine qu'il s'agit de lui, qu'il est un objet de moquerie ou de pitié, qu'on lui applique les expressions de lâche, de vil ou de malhonnête homme, etc.

Les visages lui paraissent malveillants à son égard ; ses parents, ses amis eux-mêmes ont complètement changé envers lui : leurs gestes et leurs discours sont autant de preuves de reproches ou d'intentions mauvaises, de menaces contre sa personne. Des pas se font-ils entendre réellement : ce sont, dit-il, mes ennemis qui viennent m'assaillir !... Enfin, il interprète tout ce qu'il voit et tout ce qu'il entend et tout ce qu'il touche, dans le sens de son délire. Il n'est pas jusqu'aux odeurs et aux saveurs des aliments, qui ne lui décèlent quelque mauvais tour, quelque attentat, quelque mise à exécution des complots ourdis contre lui. Les cinq sens sont ainsi quelquefois, plus ou moins simultanément, le foyer de sensations désagréables, pénibles et même douloureuses, et une source abondante de conceptions délirantes.

Illusions internes. — Les sensations internes se troublent avec les fonctions qui en dépendent, et deviennent, quelquefois à elles seules, le plus souvent concurremment avec les impressions externes, le point de départ d'illusions simples d'abord, puis d'idées délirantes. L'individu malade commence par donner l'impression interne tel qu'il la ressent, sans croire à la réalité de ce qu'elle lui représente ; puis, son intelligence devient complice de l'illusion. — C'est alors qu'une foule d'impressions internes, qui sont l'effet soit d'une affection organique, soit d'une aberration de la sensibilité générale, une altération des extrémités nerveuses, reçoivent de sa part les interprétations les plus extravagantes. Il en est qui s'imaginent avoir des reptiles dans les intestins ; d'autres, avoir le cœur ou les poumons arrachés par une main ennemie. Les uns n'ont plus de viscères et les autres les ont en métal.

Ici encore, si la sensation interne existe, l'interprétation est marquée au coin du délire.

Hallucinations. — L'hallucination est un phénomène qui se produit en dehors de la présence de tout objet sensible capable de le provoquer. Qu'en l'absence de toute personne qui parle, par exemple, quelqu'un entende des mots articulés à voix basse, c'est une hallucination de l'ouïe. On peut fort bien, sans être aliéné, avoir des hallucinations, sous l'influence de certaines dispositions pathologiques, ou bien quand on a l'esprit fortement appliqué ou surexcité. Mais on perd la raison quand on ajoute foi à l'hallucination et qu'on la prend pour la réalité.

Chez les aliénés mélancoliques, les hallucinations sont ordinairement le résultat de l'hypéresthésie et de la tendance aux interprétations maladives. Elles marchent souvent de front avec les illusions, et sont forcément interprétées de la même manière par les malades. Car, le point de l'illusion a beau exister dans l'altération des extrémités sensoriales, ou dans telle sensation interne ou externe, « le phénomène ne peut se séparer de l'illusion de l'intelligence [1]. » On ne peut bien concevoir l'hallucination qu'avec la double intervention des sens et de la pensée. Dans certains cas, il est vrai, le rôle de l'intelligence

[1] M. Falret, *Leçons cliniques*.

semble réduit à l'interprétation erronée des impressions maladives des sens; mais dans d'autres, sous l'influence de l'activité anormale de certaines de ses facultés, elle crée elle-même l'hallucination.

Quoi qu'il en soit, les hallucinations sont, par ordre de fréquence : celles de l'ouïe, de la vue, du tact, du goût et de l'odorat.

A. *Hallucinations de l'ouïe.* — Les mélancoliques entendent des voix, mais ces voix sont très variables, quant à leur nature, leur direction, leur persistance et leur netteté, la conviction qu'elles entraînent. Suivant les sujets, ces voix blâment, injurient le patient ou le félicitent; tantôt elles le portent au mal, et tantôt elles l'engagent à résister à ses inspirations mauvaises. Il y a parfois deux voix qui se contredisent.

Les unes ont trait à des prétendues persécutions ourdies contre le malade, des complots contre son honneur, sa fortune ou sa vie; les autres, à des idées religieuses poussées jusqu'au fanatisme, fort souvent, de damnation; les unes disent des choses désavantageuses pour le patient, d'autres parlent de richesses et de grandeurs, de joies et de satisfactions.

Ce sont tantôt des vivants, tantôt des morts; ici des hommes, et là des êtres surnaturels qui se font entendre.

Tel mélancolique se penche vers le sol pour saisir la voix qui en sort, et tel autre se tourne vers la muraille, pour entendre la sienne qui en part. J'en ai connu plusieurs qui la recevaient d'en haut.

Le malade n'entend d'abord sa voix que très rarement, plus ou moins, et principalement la nuit dans le silence et les ténèbres : quand son sommeil est troublé par les préoccupations délirantes qui assiégent son esprit.

Puis, les hallucinations de l'ouïe augmentent de fréquence, et s'entendent aussi bien le jour que la nuit..... Il est même des mélancoliques qui m'ont paru passer une grande partie de leur temps à les écouter.

Les voix peuvent avoir une grande netteté, un timbre particulier à elles, *sui generis,* ou assez mal déterminé ; se manifester en prenant le timbre de la voix de quelques personnes connues de l'aliéné.

Dans les commencements, le malade est tout surpris de son hallucination : il écoute incertain, il croit entendre ; mais il n'en est pas bien sûr, et n'ose l'affirmer ; et quand on l'interroge, ses expressions les plus familières pour rendre ce singulier phénomène sont les suivantes : « Je crois entendre. —
» On me fait comprendre ; il y a quelque chose en
» moi qui me dit ; c'est comme un écho qui se passe
» dans mon intérieur ; c'est comme une voix au
» dedans de moi ; on répète mes paroles ; une voix
» m'a frappé à la tête [1]. »

[1] M. Morel, ouvr. cité, p. 363.

Mais la maladie marche de plus en plus; le mélancolique assailli par des sensations pénibles, internes et externes, des idées extravagantes, résistait encore énergiquement; il vous disait d'abord : « Ces » idées me viennent malgré moi, mais je n'y fais » pas attention; » un peu plus tard : « C'est plus » fort que moi, j'ai beau lutter contre ces idées, je » me sens comme entraîné. » Plus tard encore, la scène change : il n'y a presque plus de lutte, mais acceptation presque complète des conceptions délirantes qui assiégent l'esprit lancé en quelque sorte à la dérive.

C'est alors que les voix, elles aussi, sont plus facilement admises : le malheureux aliéné ne vous dit plus : il me semble entendre; son langage devient affirmatif, quoiqu'il ait encore un certain reste de conscience du changement maladif qui s'est opéré en lui. Il dit : « On me fait faire, on me fait dire ce que je ne voudrais pas; ce n'est pas ma faute, on m'enlève mes idées; on parle par ma bouche...; ils me disent des choses auxquelles je n'ai jamais pensé...; ils me poussent à des choses abominables. »

Mais il n'y a pas que les voix qui constituent les hallucinations de l'ouïe : beaucoup de mélancoliques entendent des sons, des bruits de toutes sortes, souvent de nature terrifiante, tels que des coups d'armes à feu. Quand il en est arrivé là, le malade, qui ne veut ou ne peut voir dans ses hallucinations de l'ouïe un effet pur et simple de son aliénation mentale, les attribue à la malveillance des hommes, à des puissances supérieures ; et pour éluder l'objection qu'on lui fait de l'impossibilité d'entendre des voix quand personne n'est à proximité pour parler, il répond qu'on agit sur lui à distance, par différents moyens, qu'il invente, selon le degré de son instruction et de son éducation. Le plus souvent, c'est par la physique que ses ennemis le tourmentent.

J'ai connu un receveur d'enregistrement qui, à toute heure du jour, était exaspéré de ce que ses persécuteurs avaient le pouvoir de deviner, à distance, ses pensées les plus secrètes et de les dire à haute voix en public.

Enfin, étonnés eux-mêmes de faits si extraordinaires, les aliénés mélancoliques finissent par supposer dans ceux qui les poursuivent avec tant d'acharnement un pouvoir surnaturel. C'est alors que tous les sens sont plus ou moins pris ou assaillis par les illusions, les hallucinations, et que le délire ne connaît plus de limites.

Aux hallucinations de la vue, nous en verrons certaines qui, selon la belle expression de M. Falret père, forment tableau : « Plusieurs personnes, plusieurs objets sont groupés et réunis selon l'ordre logique. Les éléments du tableau semblent s'attirer selon le caractère particulier de l'apparition. » — On les retrouve bien plus rarement dans celles de l'ouïe.

Mais ce qu'il n'est pas rare de rencontrer, ce sont des doubles voix : il y a un bon et un mauvais génie ;

l'un dit à l'oreille du malade : *fais ;* et l'autre répond à l'autre oreille : *évite de faire* cette mauvaise action qu'il te commande ; ce qui fait que l'aliéné mélancolique est maintenu plus longtemps dans le bon chemin, lorsqu'il est pour s'en écarter. (Voir Observation IV.)

Les hallucinations de l'ouïe diminuent de fréquence quand arrive la démence ; et lorsqu'elle est profonde, on ne les retrouve plus qu'accidentellement, lorsque l'intelligence semble se réveiller un peu sous l'influence d'une cause excitante.

B. *Hallucinations de la vue.* — Il est des hallucinations qui surgissent tout à coup à l'occasion d'un fait, d'un grand malheur, de quelque spectacle émouvant, ou dans la convalescence d'une grave maladie.

Ainsi, il est des personnes tellement impressionnées par un incendie, qu'elles ne voient plus que feu et flammes partout où elles se trouvent. La vue d'un meurtre reste gravée dans l'esprit de telle autre, au point qu'elle a sans cesse devant les yeux le sang de la victime, la plaie encore béante.

Quelqu'un relève d'une fièvre grave, voit tout à coup un spectre à la muraille, et son imagination frappée ne cesse de le retracer à ses yeux : il est là, toujours là et l'obsède par sa présence.

Il est des hallucinations qui sont moins soudaines : les plus fréquentes sont celles des corps lumineux, d'animaux immondes, d'assassins et de fantômes. Elles varient suivant les tendances délirantes du malade, qui les interprète également dans le sens de ses conceptions habituelles : ainsi, l'individu tourmenté par des scrupules de conscience verra dans les flammes qui passent devant ses yeux le séjour des réprouvés dont il est menacé.

Plus tard, quand son délire se sera transformé, il dira qu'il se croit quelque grand saint ; il croira que le ciel s'entr'ouvre pour lui faire voir la gloire de Dieu et le séjour des bienheureux.

Beaucoup de mélancoliques s'imaginent voir le démon, qui vient pour les menacer ou pour les prendre ; d'autres, principalement au commencement de leur maladie, passent des nuits sans sommeil, effrayés de la vue hideuse d'animaux immondes et fort dangereux. Ceux qui ont un délire des persécutions voient des assassins envoyés par leurs ennemis.

Toutes ces hallucinations sont simples quant aux éléments qui les composent ; mais il en est d'autres complexes, faisant tableau : « Plusieurs personnes, plusieurs objets sont groupés et réunis selon l'ordre logique..... C'est ainsi qu'un ascétique plein d'imagination ne verra pas seulement le Fils de Dieu, il verra en même temps un nuage, une croix, des anges et toutes les choses qui forment le cortége d'une telle apparition chez un homme qui connaît la religion chrétienne [1]. »

L'impression des hallucinations *à tableau* reste

[1] M. Falret père.

profondément gravée dans l'esprit de ceux qui les éprouvent ; et dans leur convalescence, certains malades en font des récits merveilleux de netteté, de précision et de détails.

C. *Hallucinations des trois autres sens.* — Les hallucinations du *tact* paraissent être encore assez fréquentes dans la mélancolie ; et quelquefois elles sont bien dessinées, et se renouvellent souvent chez le même sujet. J'ai en ce moment-ci sous mon observation un malade qui ne passe guère de jours sans se plaindre amèrement des tourments qu'on lui fait endurer. Il y a des individus (et il les désigne parfois par leur nom), qui viennent sous son lit, en se glissant dans la ruelle, et lui saisissent tantôt un bras, tantôt une jambe avec les crochets en fer dont ils sont armés. Il en est qui croient qu'on met dans leur lit des corps durs et piquants pour les faire souffrir ; et si on va aux renseignements, on reconnaît que c'est de leur part une fausse sensation.

Les hallucinations de l'*odorat* sont rares. On les retrouve surtout au commencement de la maladie. Le mélancolique croit sentir des odeurs désagréables, par exemple, de soufre, de fumée, d'ammoniaque, de cadavre en putréfaction ; quelquefois, au contraire, les odeurs sont agréables. Ces hallucinations se compliquent, le plus souvent, de celles des autres sens. J'ai connu un monsieur très bien élevé, d'une instruction solide, qui tomba dans la mélancolie, et s'imaginait que ses prétendus ennemis avaient le pouvoir de lui faire sentir, à distance, les odeurs les plus désagréables, dont il me faisait une longue énumération; chez lui, les cinq sens étaient le siége d'hallucinations qui ne lui laissaient ni trêve ni repos.

Goût. — Les mélancoliques ont souvent un état saburral de la langue, et ils interprètent dans le sens de leur délire la saveur désagréable qu'ils éprouvent : ce n'est là qu'une illusion du goût; mais si, dans des aliments bien préparés, exquis, l'aliéné, comme on en voit quelquefois, trouve une saveur terreuse, d'acide sulfurique ou métallique, malgré la netteté de l'organe du goût, c'est bien là, ce nous semble, une véritable hallucination de ce sens. Les idées d'empoisonnement y donnent lieu. M. X... me dit qu'on a tenté de l'empoisonner, que bien souvent il a senti le goût de l'opium ou de l'acide sulfurique dans ses aliments; or, M. X... est un mélancolique appartenant à la famille la plus honorable, qui gémit de son déplorable état mental.

Les malheureux malades, arrivés à ce moment où toutes leurs impressions sont douloureuses, et leurs sens le jouet d'illusions, d'hallucinations pénibles, sous l'influence des voix qui leur donnent souvent des ordres sévères, sont incapables de soutenir la lutte; ils tombent dans le désespoir et cherchent à en finir avec une si triste existence. Parfois ils s'imaginent plaire à Dieu et se soustraire à la damnation, en quittant, pour le servir, une vie où tout est péché, etc. Mais il est bien rare qu'ils se livrent subitement, et sans avoir plus ou moins longtemps résisté, à cette impulsion mauvaise. Quoi qu'il en soit, les idées de suicide sont très fréquentes. Certains, poussés par leurs hallucinations et leurs conceptions délirantes, mettent le feu au moment où l'on s'y attend le moins. Souvent ils s'irritent, deviennent furieux et frappent avec violence. Enfin, il en est malheureusement qui s'arment contre leurs ennemis imaginaires et les frappent mortellement; d'autres massacrent leurs proches, leurs amis, jusqu'à leurs propres enfants, pour les soustraire au prétendu déshonneur, aux supplices éternels.

Nous avons vu que les illusions et les hallucinations sont une source d'idées délirantes; mais elles deviennent encore indirectement l'occasion de conceptions qui se rattachent toutes au délire. On comprend qu'en présence du fait de l'hallucination elle-même, d'un bruit, par exemple, que le malade croit entendre, son imagination travaille et engendre une foule d'idées chimériques. — Il arrive encore que, si une idée s'est emparée de l'esprit de l'aliéné mélancolique, et l'occupe fortement, il s'imagine voir ou entendre, etc., ce qui est relatif à cette idée. Dans ce cas, l'hallucination n'est plus que l'effet dont la cause est la conception délirante elle-même. L'hallucination peut être la cause ou l'effet du délire qui existe très souvent sans elle dans la mélancolie.

Au fur et à mesure que la maladie progresse, l'intelligence baisse, et les réponses des mélancoliques, en dehors de leur sujet délirant, annoncent un appauvrissement d'idées. Ceux-là mêmes qui se faisaient remarquer par la vigueur de leur esprit, la portée de leur vue, s'arrêtent à des puérilités et s'en entretiennent volontiers. Ils sont très méfiants la plupart du temps; leurs sentiments affectifs sont quelquefois exaltés, mais le plus souvent affaiblis ou pervertis; ils sont très égoïstes et pleins d'indifférence, même pour les personnes qui leur étaient le plus chères. Enfin, leur volonté est souvent faible et chancelante.

Symptômes physiques. — Nous avons déjà dit que les fonctions des mélancoliques sont souvent dérangées : le sommeil est troublé par leurs visions ou voix terrifiantes. L'appétit est mauvais, irrégulier; souvent la langue est saburrale, il y a de l'embarras gastrique, des rapports acides, des flatuosités du ventre et de l'estomac; les digestions se font mal. On rencontre fréquemment une constipation opiniâtre; mais il est des malades que les idées délirantes poussent à retenir leurs déjections. J'ai connu, en 1862, un lypémaniaque qui s'imaginait exposer l'univers à être inondé, s'il consentait à uriner.

On observe des refus de manger : soit parce que l'estomac est mal disposé, que le besoin de la faim ne se fait pas sentir; soit par esprit de jeûne et de mortification; soit, ce qui arrive souvent, dans la crainte du poison. La sensibilité générale est le plus souvent exagérée et quelquefois pervertie; d'autres fois elle est diminuée, comme il arrive dans la stupeur.

Le pouls est généralement nerveux, assez fréquent, à 80 en moyenne, d'après mes observations, et peu développé. Il y a souvent de la céphalalgie, plus ou moins accusée et avouée par le malade; des bouffées de chaleur; les extrémités sont ordinairement froides, mais la peau du tronc est chaude et aride.

Article 2.

Variétés.

La mélancolie présente plusieurs formes qui tiennent à des circonstances particulières, individuelles, dont les plus saillantes ont trait au caractère, aux dispositions d'esprit habituelles, à l'âge, à la condition sociale et à la profession. Son délire, toujours partiel, est plus ou moins étendu; sa marche est plus ou moins régulière.

On a essayé diverses classifications de la mélancolie. Une des mieux étudiées est celle de M. le Dr Billod (*Annales médico-psychologiques*). Ce savant aliéniste divise les lypémanies en quatre classes.

Première classe : lypémanie (mélancolie) proprement dite, ou lypémanie avec idées tristes et réaction de tristesse; elle comprend quatre subdivisions;

Deuxième classe : lypémanie avec idées tristes sans réaction de tristesse; sept subdivisions;

Troisième classe : lypémanie avec idées tristes et réaction mixte; cinq subdivisions;

Quatrième classe : enfin, lypémanie sans idées tristes, mais avec expression de tristesse; n'a aucune subdivision.

Cette dernière classe rentre sous le nom de mélancolie simple, dans la classification suivante que nous croyons pouvoir adopter :

Tantôt la mélancolie est caractérisée par une lésion générale de l'intelligence qui fait voir tout en mal, par une dépression qui imprime son cachet à toutes les manifestations intellectuelles, et en ce sens on peut l'appeler *générale,* quoique le délire ne le soit jamais. C'est la première division comprenant : 1° la mélancolie simple sans idées tristes proprement dites, mais avec expression de tristesse; 2° la panophobie; 3° la lypémanie avec stupeur.

Tantôt, au contraire, le délire triste, essentiellement sensorial, ne semble exister que sur un point, avec conservation du jugement sur tous les autres, et en ce sens la mélancolie peut être dite *partielle.* C'est notre seconde division comprenant diverses monomanies, telles que le délire hypochondriaque, le délire de persécutions, le délire des grandeurs et de réformes sociales, le délire religieux, etc.

Mélancolie simple. — Il est des malades chez lesquels on ne remarque pas un délire très accusé :

leur affection mentale ne s'annonce que par leur air d'abattement, de profonde tristesse; ils sont plongés dans la dépression morale, recherchent la solitude, ne se livrent pas à la conversation avec les autres, répondent à peine, et à voix basse, aux questions qu'on leur adresse. Cependant ils ne sont pas incapables d'initiative, et de se livrer, du moins en partie, à leurs occupations ordinaires.

Il n'en est pas de même de ceux dont nous allons parler.

Mélancolie anxieuse, panophobie. — Certains mélancoliques s'imaginent qu'on les accuse d'un crime et sont très alarmés pour leur réputation ; ils s'excitent, réclament un jugement qui doit prouver leur innocence, ou bien ils sont sans cesse à répéter sur tous les tons, le plus souvent avec des larmes et des sanglots, que ce n'est pas eux, qu'on s'est trompé. « Ah ! mon Dieu, disait l'un d'eux, je vais monter sur l'échafaud, et cependant je suis innocent..... »

On leur redit chaque jour que personne ne les croit coupables, mais ils n'en continuent pas moins à se plaindre et à entrer dans des détails pour leur justification..... D'autres ne se disent pas accusés à faux, mais ils affirment, au contraire, à qui veut l'entendre, qu'ils ont commis de grands forfaits, déshonoré leur nom et qu'ils méritent la mort..... Il est encore de ces infortunés qui redoutent sans cesse un grand malheur, soit pour eux, soit pour leurs proches dont ils entendent parfois les cris de douleur arrachés par diverses tortures.

Ils sont tous dans une grande anxiété, quelquefois incroyable, et on se demande comment cet état peut durer avec la santé. Cependant, j'ai vu l'embonpoint se conserver durant plusieurs années chez M. X... qui se lamentait, se récriait presque chaque jour, le visage tout bouleversé, avec larmes et sanglots, à la vue du bûcher allumé auquel on allait le livrer injustement.

Là, les manifestations extérieures dénotent l'exercice de la pensée. Il en est souvent autrement dans la variété de mélancolie qui va suivre.

Mélancolie avec stupeur ou stupidité. — C'est un état mental particulier qui, malgré de nombreux travaux, présente encore beaucoup d'obscurité. Pinel l'a confondu, sous le nom d'idiotisme, avec l'arrêt de développement des facultés. Esquirol l'appelle démence aiguë non incurable; Georget, une absence accidentelle de la manifestation de la pensée. M. Etoc-Demazy, dans un travail publié en 1835, et Guislain y voient une simple complication des maladies mentales, consistant tantôt dans une simple diminution de toutes les facultés, tantôt, au contraire, dans la cessation complète de toutes les fonctions de la vie de relation. Selon eux, cette complication reconnaîtrait pour cause l'infiltration de sérosité dans les hémisphères du cerveau, l'aplatissement des circonvolutions et la tension de la dure-mère; opinion rejetée par M. J. Falret, comme non confirmée par les autopsies.

Pour M. Delassiauve *(Annales médico-psychologiques)*, c'est là suspension ou l'abolition plus ou moins complète des facultés mentales, formant une sorte de contraste avec la mélancolie où les idées délirantes et les hallucinations exercent une influence si grande et si soutenue sur le moral et le physique du malade. M. Brierre de Boismont (*Annales médico-psychologiques*, 1851) compare la stupidité au sommeil, où l'on trouve tantôt une suspension complète de l'intelligence, tantôt l'existence de rêves.

M. Baillarger, dans un travail très remarquable (*Annales médico-psychologiques*, 1843), s'est efforcé de démontrer la conservation de l'exercice des facultés mentales dans la stupidité, dont il fait une variété du délire mélancolique. Selon lui, les aliénés stupides présenteraient, dans l'immense majorité des cas, non une suspension des facultés, mais des idées délirantes de nature triste, des hallucinations et des illusions des sens, plus ou moins en rapport avec ces idées. C'est pour lui la confusion des sensations et des idées dans le délire le plus généralisé. La stupidité diffère de la mélancolie ordinaire par la transformation générale des impressions, par la perte de la conscience du temps, des lieux, des personnes, par la suspension de la volonté et par les symptômes extérieurs.

C'est à cette manière de voir que se rattachent MM. Marcé, Aubanel, etc, tandis que M. Morel paraît être pour la suspension des facultés.

Si la stupeur peut naître dans diverses conditions, si elle peut venir à la suite ou dans le cours de différentes maladies, telles que manie, épilepsie, paralysie générale, alcoolisme, fièvres graves, etc., c'est certainement dans la mélancolie qu'elle est le plus fréquente, et surtout dans les formes anxieuses à délire religieux. Elle peut être primitive et se déclarer subitement à l'occasion d'une impression morale très vive et soudaine.

La stupidité présente une suspension (au moins apparente) plus ou moins complète, plus au moins prolongée, de toutes les facultés mentales.

Le malade est immobile, silencieux, la tête basse, l'œil fermé ou grand ouvert, le regard fixe, triste ou sans expression, les traits contractés ou bien effacés; assez souvent, la bouche, entr'ouverte, laisse s'écouler une salive plus ou moins abondante; les mouvements, s'ils existent, sont excessivement lents; il n'y a aucun soin de propreté; la sensibilité physique est nulle ou bien diminuée; la physionomie porte fréquemment le cachet de la terreur.

Tantôt l'exercice des facultés est comme enrayé : c'est à peine si on remarque quelques idées vagues, incohérentes; les actes sont purement automatiques, les traits effacés, les yeux largement ouverts, les pupilles dilatées; tout semble dénoter l'absence de la pensée chez le malade, ou l'étonnement où il se trouve du chaos de ses idées ; après la guérison, il ne sait rien de ce qui s'est passé en lui, ou croit avoir été comme dans l'anéantissement de ses facultés. Tantôt, au contraire, la pensée est active; le délire existe, assimilable à un rêve, au cauchemar dans lequel on ne peut réagir contre ses impressions pénibles.

Les malades en proie aux hallucinations et aux illusions terrifiantes ont l'esprit plongé dans une sorte de monde fantastique. Alors, le regard triste, les traits contractés annoncent le travail intellectuel en même temps que l'anxiété la plus grande ; et ceux qui reviennent à la raison, après avoir présenté ces caractères de la stupidité avec délire, racontent qu'ils éprouvaient les sensations les plus pénibles, que tout se transformait autour d'eux en lieux et en instruments de supplice, etc..... J'ai vu de ces malheureux qui ressemblaient à une personne immobile, terrifiée, sous l'impression du coup mortel qui va la frapper.

La mélancolie avec stupeur, d'abord compatible avec l'état de santé, devient à la longue une cause de maladie physique. Sous l'influence de l'immobilité prolongée, la circulation du sang se ralentit, il y a des congestions passives, du gonflement violacé des extrémités; la respiration est embarrassée ; les fonctions digestives sont troublées. L'abstention, parfois obstinée, de nourriture donne promptement lieu à de l'appauvrissement du sang et à des épanchements séreux dans diverses parties du corps, et la mort peut en être la conséquence.

J'ai connu, en 1857 et 1858, un pauvre jeune homme de vingt-deux ans environ, d'un tempérament lymphatico-sanguin, d'une constitution robuste et d'une intelligence assez faible, qui devint stupide par suite de la crainte de tomber au sort. Il gardait indéfiniment, jusqu'au relâchement musculaire, telle position qu'on donnait à son torse ou à ses membres, se tenait dans une immobilité complète et un mutisme absolu. Bien des fois, il m'a fallu le faire manger de force ; bien des fois, je m'efforçais de le faire marcher un peu en le confiant à deux personnes qui le soutenaient, mais il opposait la plus grande résistance à ma volonté. S'il faisait quelques pas, ses jambes, raidies et sans souplesse, avaient l'air de n'avancer que par une sorte d'échappement saccadé, comme si le pied ne quittait le sol qu'à la dernière extrémité.

La sensibilité générale de ce malade était affaiblie, au point de ne pas être mise en action par des piqûres d'épingle. Ce n'est que par des douches vertébrales, des frictions avec de la neige, que l'on parvenait à le sortir tant soit peu de cette torpeur physique et morale. On verra (Observation III), un autre exemple remarquable de stupidité.

Les trois formes de mélancolie dont nous venons de parler sont caractérisées, non par le délire général, qui n'existe jamais dans la mélancolie, mais, comme dit M. Baillarger, par une lésion généralisée de l'intelligence qui fait voir tout en mal, par un état de dépression qui imprime son cachet à toutes les manifestations intellectuelles. Cette mélancolie, qu'en ce sens on peut appeler *générale,* guérit souvent au bout d'un temps plus ou moins long, ou passe à l'état chronique, est suivie de démence qui conserve l'empreinte de la tristesse et de la dépression.

Les variétés suivantes sont essentiellement caractérisées par le délire sensorial. La prédisposition y joue un plus grand rôle que dans les précédentes. Elles débutent presque toujours par des hallucinations, des illusions des sens qui font naître les idées délirantes. Aussi le jugement peut être conservé pour les choses où il n'est pas enrayé dans son exercice par le délire des sens, de sorte que la mélancolie peut être dite *partielle.* Lente à se former, elle a une marche chronique dès le début, et progresse avec des paroxysmes plus ou moins fréquents. La guérison est rare; la démence, tardive, conserve certains caractères du délire qu'elle a suivi.

Délire hypochondriaque. — Il se rencontre principalement chez les vieillards et les sujets très attachés à leur personne. Mais il ne faut pas le confondre avec l'hypochondrie simple. Il porte sur les préoccupations qu'inspire la santé. Il est engendré et entretenu par des illusions internes et externes, par des fausses sensations de toutes sortes; les malades interprètent dans son sens les phénomènes physiologiques et pathologiques les plus ordinaires. Je vois en ce moment un homme d'une soixantaine d'années, bien conformé, d'un tempérament nerveux, qui a fait un premier séjour dans un asile d'aliénés, pour y être traité de délire hypochondriaque. Ce vieillard a les traits crispés, le regard inquiet, la physionomie triste, le ton langoureux, et accable les gens de service et les médecins de ses lamentations sur sa santé, qui paraît être son unique préoccupation. Un examen sérieux montre que ce n'est pas là un simple travers d'esprit, une sorte de manie, dans le sens vulgaire du mot, mais que les facultés intellectuelles et affectives sont compromises, et qu'il y a chez ce malade une tendance générale à la tristesse.

M. X..., négociant âgé de cinquante-quatre ans, taille de 1m69, forte constitution, tempérament bilioso-lymphatique, embonpoint assez développé, peau brune, teint coloré, caractère et intelligence peu ouverts, instruction du premier degré, éducation bonne, marié, vivant dans l'aisance, père d'une fille bien constituée, atteint de délire hypochondriaque avec idées de suicide, fit un premier séjour d'une année à l'asile. Il raconte que chez lui il avait une névrose, une sorte d'affaissement, des vapeurs après avoir mangé; qu'il avait consulté, pour cette maladie venue peu à peu, M. le professeur Cruveilhier, qui lui avait ordonné des antispasmodiques. Chaque fois que je le vois, il se plaint d'être comme un homme sans tête n'ayant pas même la force de parler; il est en proie à des spasmes de divers organes, éprouve des secousses convulsibles quand on vient à le toucher, même du bout du doigt; il me supplie de lui ordonner quelques nouveaux remèdes qui puissent le guérir ou l'empêcher de tomber tout à fait en paralysie.

M. X... croit avoir tout le système nerveux ébranlé; partant de cette idée fausse et voulant rétablir son équilibre, il se livre à des actes ridicules chaque fois qu'il peut tromper la surveillance; se fait des ablutions de la tête et d'une grande partie du corps, se frotte les membres soit à sec avec la main, soit avec de l'urine pour les équilibrer, car il faut avant tout, dit-il, pouvoir se soutenir et ne pas être obligé de garder le lit; il mâche des feuilles, des baies, des graines de toutes sortes qu'il peut attraper, voire même des chenilles; se met dans la bouche du zinc et des fragments de verre, parce que l'eau *zinguée* est, selon lui, un agent électro-chimique pouvant agir sur l'estomac et la colonne vertébrale, et, partant, sur les organes de la génération; il assaisonne son café au lait de tabac en poudre dont la nicotine peut, dit-il, agir d'une manière favorable sur son système nerveux, se bourre les narines de toutes espèces de choses, « afin de se dégager le cerveau, siége de la maladie comme centre du système nerveux. »

Rendu à sa famille, il suit les mêmes errements et garde constamment la chambre, se croyant fort malade quoique de bon appétit. La malpropreté excessive à laquelle il se livre dans un but de guérison, oblige au bout de vingt-six mois sa femme à le ramener à l'asile, où il présente les mêmes idées délirantes accompagnées d'actes extravagants pendant les six premiers mois de séjour, puis offre des alternatives de bien et de mal, et en dernier lieu une réelle amélioration.

Délire des persécutions. — Il est des mélancoliques qui n'ont, pour ainsi dire, qu'une idée délirante, celle de persécutions. En dehors de cela, ils raisonnent parfaitement en apparence, en imposant facilement sur la lucidité de leur esprit aux personnes qui ne les voient et ne les entendent que passagèrement. Cette forme de mélancolie se rencontre de préférence chez les individus qui avaient primitivement un caractère sombre, défiant, mal fait, susceptible à l'excès; on la trouve souvent chez les vieillards soupçonneux et avares. Certains malades se figurent qu'on en veut à leur honneur, à leur fortune, et même à leur vie ou à celle de leurs proches. Il en est qui croient qu'on leur a jeté un sort. X... est convaincu que son beau-frère l'a ensorcelé pour s'emparer de ce qu'il doit avoir. D'autres pensent qu'on veut les empoisonner. L... a tellement cette malheureuse idée, qu'il va jusqu'à laver sa chemise chaque jour, de peur qu'elle ne contienne du poison. F..., que j'ai, comme le précédent, dans mon service, ne mange jamais sans avoir épluché et lavé à grande eau ce qu'on lui sert; aussi, ne prend-il jamais de soupe ni de potage. A chaque instant, il répète qu'on veut l'empoisonner. Ceux-ci sont des victimes politiques, ceux-là de l'infidélité conjugale. M. X... a soixante-dix-huit ans, sa femme en a soixante, ce qui ne l'empêche pas d'accuser cette dernière d'avoir des relations intimes avec un beaucoup plus jeune qu'elle. — Je fus appelé, il y a quelques années, à donner mon avis sur l'état mental d'un halluciné, meurtrier de sa femme parce que, dit-il, elle voulait l'empoisonner et introduisait la nuit ses prétendus amants par une trappe située au plafond de leur chambre à coucher. Il avait imaginé de poser un morceau de verre sous la trappe, afin d'être averti de leur arrivée par le bruit qu'il ferait en tombant. Entendant le verre résonner sur le parquet, il alla prendre son tranchet et assassina l'infortunée victime de sa jalousie. — J'ai connu une malade, Mme G..., âgée de quarante ans, tempérament nerveux, très impressionnable, vrai type de délire partiel. Elle était intarissable dans ses récriminations incohérentes contre sa famille et contre les gens de service; mais sur tout autre sujet, elle m'étonnait par l'enchaînement de ses idées, par sa lucidité d'esprit, comme par son adresse merveilleuse aux travaux de fine lingerie. Conduite devant le tribunal pour y être interdite, elle défendit sa cause avec une grande habileté, jusqu'à ce que, la faisant tomber sur l'objet de son délire habituel, les magistrats ne purent douter de son état d'aliénation mentale. — J'ai observé, en 1857, une aliénée qui en était un autre exemple bien frappant. Mlle R..., âgée de trente-cinq ans environ, petite taille, complexion fort délicate, tempérament nerveux et hystérique, excessivement impressionnable; très instruite pour son sexe, apportait de la capitale un certain bon ton de langage et de manières qui sentait son monde. Elle fut une source d'ennuis pour plusieurs médecins auprès de l'administration. Sa lucidité, sa mémoire fidèle, son jugement sûr étonnaient les personnes de tout rang qui venaient la visiter. Je fus moi-même abusé sur son état mental pendant un certain temps, jusqu'à ce que je me fusse aperçu que son raisonnement, en apparence si parfait, avait un principe absolument faux.

Mélancolie avec délire des grandeurs. — Réformateurs. — Les hallucinés persécutés peuvent arriver à un degré plus avancé de systématisation de leur délire : des idées de persécutions naissent à la longue celles de grandeurs. Certains malades se demandent pourquoi ils sont en butte à la malveillance, aux machinations ourdies contre eux. Ils en cherchent la cause et la trouvent dans certaines qualités éminentes, la naissance illustre, les titres et les dignités, etc., qu'ils finissent par s'attribuer.

C'est assez fréquent chez les artistes, chez ceux qui se sont livrés à des travaux intellectuels au-dessus de leurs forces. Le succès ne répondant pas toujours à leurs efforts, ils tombent peu à peu dans le découragement, la tristesse, la morosité, et n'ayant pas conscience de la faiblesse de leurs talents, ou ne voulant pas se l'avouer, ils se regardent comme des génies incompris. Il est des malades qui s'imaginent être un grand personnage, quelque prince, quelquefois un saint et Dieu lui-même. Ils offrent le contraste navrant de leurs idées ambitieuses avec la réalité de leur misérable position. Eux-mêmes, ils s'en aperçoivent souvent, s'affligent, s'irritent de voir le sourire de l'incrédulité accueillir le sentiment de leurs hautes destinées; ils souffrent énormément de ne pouvoir les atteindre, par rapport à la malveillance du monde. (Voir observation XI.)

Les idées de réformes se trouvent souvent chez des personnes de toute classe. Ce délire roule sur certains sujets de morale ou sur la politique. (Voir observation VIII.)

Délire religieux, démonomanie. — Les esprits faibles, timorés, scrupuleux, intolérants deviennent souvent la proie d'un délire triste à forme religieuse, dans lequel ils se reprochent leurs moindres fautes et se croient de grands coupables. Des hallucinations de la vue et de l'ouïe principalement leur font éprouver un enfer anticipé, dans l'attente terrible du véritable dont ils se disent menacés. Ils sont plongés dans la mélancolie la plus intense, insensibles à tout, refusant souvent les soins les plus tendres, de boire et de manger. On les voit dans les postures les plus fatigantes, avec force soupirs, larmes et signes de croix. Souvent ils penchent la tête ou la détournent pour écouter la voix de Dieu ou de Satan, qui se fait entendre pour eux seuls; souvent, poussés au désespoir, ils finissent par le suicide, dans le but de délivrer le monde des malheurs dont ils sont la cause. Il en est, au contraire, qui sont parfois plongés dans une sorte de ravissement sous l'influence de leurs hallucinations mystiques et religieuses. Toutes leurs facultés sont concentrées sur l'objet du délire qui les absorbe, et dont la contemplation les enlève au monde extérieur et les rend complètement insensibles aux impressions du dehors. Certains mélancoliques, bien plus rares aujourd'hui qu'autrefois, croient être possédés du démon, qui leur commande toutes sortes de mauvaises actions ou débite à leur oreille les discours les plus obscènes, qui les font rougir. Cette démonomanie est ordinairement le résultat des hallucinations de la vue, de l'ouïe et de diverses illusions; quelquefois ces dernières portent sur le sens génésique et font croire aux malheureux aliénés qu'ils ont des rapports immondes avec Satan. (Voir observation IV.)

Le délire religieux épidémique régnait aux quinzième, seizième, dix-septième et dix-huitième siècles dans presque toute l'Europe, tantôt dans un pays, tantôt dans un autre, sous les formes les plus variées, telles que lycanthropie, démonolâtrie, démonopathie, hystéro-démonopathie, théomanie extato-convulsive des calvinistes et des jansénistes, etc.

Cette singulière maladie semblait avoir disparu pour toujours devant la diffusion des lumières de notre siècle, lorsqu'elle se montra de nouveau tout récemment encore.

En 1861, l'éminent inspecteur général du service des aliénés, M. le Dr Constans, reçut du Gouvernement mission d'observer et de combattre une forme de folie qui existait depuis quelques années à l'état épidémique à Morzines, commune de 2,000 habitants, mais pauvre et misérable, de la Haute-Savoie.

Dans la très remarquable relation qui en fut publiée par ce savant médecin [1], nous voyons que les femmes de tout âge furent surtout atteintes. Les malades ne présentèrent ni les idées érotiques, ni les actes indécents signalés dans les épidémies antérieures d'hystéro-démonopathie ; mais ils offrirent, d'une manière moins accentuée, la croyance à la possession du démon, aux sortiléges, les sensations

(1) Constans, *Relation sur une épidémie d'hystéro-démonapathie en 1861*. Paris, 1863, 2e édition.

hystériques, les illusions, les accès de convulsions, de catalepsie, l'analgésie, etc., constatées notamment, au milieu du seizième siècle, chez les religieuses d'Uvertet, de Kintorp, de Cologne, les enfants trouvés d'Amsterdam, et à la fin, chez les religieuses de Milan; chez les Ursulines d'Aix au commencement, les Bénédictines de Madrid, les Ursulines de Loudun et de Louviers vers le milieu du dix-septième siècle.

Même caractère contagieux du mal, même don de divination, de parler des langues inconnues, qu'au moyen âge, mêmes exorcismes suivis des mêmes effets.

Cette relation, où l'intimidation et l'isolement des malades furent heureusement conseillés par son auteur, est tout naturellement destinée à prendre rang dans les annales de la science pour servir à l'histoire de la folie épidémique dans tous les temps.

Pour terminer ce rapide exposé des variétés, je mentionnerai la forme *érotique, romanesque.* Les jeunes gens présentent encore quelquefois de nos jours une sorte de mélancolie produite soit par un amour contrarié, sans issue, soit par une trop grande continence, soit par une union mal assortie. Les idées et les actes répondent à la nature de la cause qui les a produits.

Souvent, chez ces malades, la dépression mélancolique est portée jusqu'à la stupeur; souvent on remarque des tendances au suicide, une consomption physique et des transformations hystériques. J'ai donné, en 1863, des soins à une jeune fille de seize ans qui, empêchée par son père de faire un mariage qu'elle désirait vivement, devint peu à peu mélancolique, perdit le sommeil et l'appétit, et restait immobile dans un coin, refusant de répondre aux questions qu'on lui adressait. Très irritable et fort capricieuse, elle rejetait toutes espèces de bons soins et de consolations de la part de ses parents ou des autres personnes de son entourage, elle refusait de se vêtir et cherchait sans cesse à quitter les habits qu'on parvenait à lui mettre. Or, dans son air et ses gestes plutôt encore que dans ses paroles, il y avait un reflet très évident de ses idées érotiques.

En allant au fond des choses, on pouvait faire rentrer dans la mélancolie les monomanies à forme expansive d'Esquirol, du moins beaucoup d'entre elles. En effet, loin d'être toujours la source d'un sentiment réel de bonheur pour le malade, les idées délirantes qui les caractérisent donnent le plus souvent lieu aux souffrances et à la dépression morales.

Article 3.

Marche.

Quant à la marche, la mélancolie se divise en aiguë, subaiguë, rémittente, intermittente. Le propre des maladies mentales est d'avoir une marche relativement fort longue, et la mélancolie n'échappe pas à cette règle générale. Lorsqu'elle est arrivée à un certain degré de paroxysme, on comprend qu'elle ne peut durer longtemps sans épuiser les forces du malade, et amener ainsi sa mort, s'il ne la devance pas par le suicide. Il y a certainement parfois des accès assez longs de la maladie à un haut degré d'acuité; mais il est bien plus fréquent de la voir se prolonger à un état *subaigu,* sous la forme continue. L'hypéresthésie première s'apaise un peu, les sens sont moins éprouvés, les hallucinations moins souvent renouvelées ou moins terrifiantes, le malade repose mieux, accepte volontiers des aliments, et les digestions sont meilleures; enfin, il y a une sorte de cédation générale qui permet aux forces de se soutenir assez bien, pendant le laps de temps que la mélancolie parcourt ordinairement avec cette acuité moins grande. — Je soigne en ce moment un pauvre jeune homme fort instruit qui, sous l'influence d'un excès de travail intellectuel, paraît-il, est tombé dans la mélancolie avee idées de suicide, entretenues par des hallucinations de l'ouïe..... La première fois que je le vis, il paraissait en proie à l'anxiété la plus grande, il prenait et conservait les postures les plus singulières et les plus fatigantes, dans son lit ou à côté, refusant de parler et de recevoir des soins, rejetant toute espèce de nourriture, en un mot, dans un état tellement malheureux, que je fus ému profondément. Aujourd'hui, il a encore des hallucinations, mais il est plus confiant, mange volontiers et ne cherche plus à se détruire ; il est déjà beaucoup mieux. J'aime à croire que cette amélioration progressera et qu'elle ne sera pas suivie d'un nouvel accès.

Arrivée en quelque sorte à son apogée d'intensité, quelquefois la mélancolie décroît peu à peu ou tout à coup, pour revenir à son premier état ; elle revêt la forme *rémittente.*

Enfin, et c'est encore assez fréquent, elle est *intermittente;* tous les accidents ont disparu, le médecin se réjouit croyant à une guérison, s'il n'a pas été abusé antérieurement ; mais au bout d'un temps qui varie selon les cas, la mélancolie reparaît avec tout son cortége de symptômes primitifs.

Il y a une autre sorte d'intermittence caractérisée par une alternative de périodes de dépression et d'excitation ; parfois le malade passe tout à coup de la dépression mélancolique à une excitation avec vociférations et actes dangereux, et de l'excitation à la dépression, dans un court intervalle.

Nous ne parlons pas ici de cette autre espèce de maladie mentale si bien caractérisée, sur laquelle MM. Falret père et Baillarger ont jeté un grand jour, et à laquelle ils ont donné le nom : le premier, de *folie circulaire;* le second, de *folie à double forme.*

Les mélancoliques sont d'abord étonnés du changement qui s'opère en eux ; ayant encore conscience de leur misère morale, ils luttent tant qu'ils peuvent contre les idées délirantes. Mais au bout d'un certain temps, vaincus par leur persistance, ils les admettent; puis ils les coordonnent entre elles, en éliminent certaines, en ajoutent d'autres au canevas pour l'orner, raisonnent leur délire à leur manière, en s'appuyant sur les phénomènes sensoriels qu'ils éprouvent et sur leurs conceptions imaginaires; ils prévoient, pour ainsi dire, toutes les objections et se préparent à y répondre.

Le délire est alors systématisé et dure un temps variable.

Si la mélancolie se prolonge fort longtemps, elle cause insensiblement l'usure intellectuelle à quelque degré; mais avant d'y arriver, elle subit souvent différentes transformations. Quelquefois la physionomie perd son empreinte de tristesse; les idées changent et prennent le caractère de la mégalomanie. Plusieurs fois j'ai vu des malades à délire des persécutions passer ainsi au délire d'orgueil; d'autres, obsédés de la crainte de la damnation éternelle, se dire peu à peu de grands saints et Dieu lui-même.

CHAPITRE CINQUIÈME

DIAGNOSTIC, DURÉE, TERMINAISON DE LA MÉLANCOLIE.

§ Ier. — Diagnostic.

Les bases du diagnostic de la mélancolie se formeront : 1° Des renseignements fournis sur les antécédents; 2° de l'examen direct du malade. On questionnera les parents ou connaissances de la personne à soigner, pour savoir s'il y a des cas d'aliénation mentale dans la famille, si l'hérédité est directe ou indirecte, si elle est similaire, c'est-à-dire si elle s'accuse par l'identité de l'affection. On apprendra, par exemple, que la fille d'un mélancolique est elle-même mélancolique, et quelquefois mère d'un mélancolique. Au cas où l'aïeul, par exemple, ayant été aliéné et surtout mélancolique, ni le père ni la mère du malade ne le seraient pas, il faudrait s'informer avec soin de ce qui les caractérise au physique ou au moral; s'ils ont un tempérament nerveux naturel ou développé par une cause ou par une autre, s'ils ne sont pas atteints d'une sorte d'hypéresthésie, d'une névrose; quelle est la nature de leur caractère, s'il n'est pas sombre, renfermé, soupçonneux, porté à la jalousie ou à la rancune, impressionnable ou violent; s'il n'y a pas chez eux quelque degré de faiblesse mentale. On demandera si le malade n'a pas eu un autre accès de folie, et de quel genre (car un premier accès de mélancolie en attire un autre); quelle a été son éducation profane et religieuse; s'il avait des idées bizarres, des scrupules de conscience; quel était son caractère, son humeur habituelle, l'énergie de sa volonté; s'il n'a pas éprouvé quelque grand chagrin, s'il n'est pas porté à des excès alcooliques ou vénériens; s'il n'y a pas eu une grave maladie, soit de l'encéphale, par exemple, par suite de coups, ou d'une chute, ou toute autre cause, soit du cœur, soit des organes de la cavité ventrale; quelque fièvre grave, telle que la fièvre typhoïde; enfin, si le malade n'a pas éprouvé une forte impression, crainte, frayeur; un attentat à la pudeur, quand il s'agit d'une personne du sexe.

Ces données fournies par les renseignements établiront une forte présomption, qui se changera en certitude par l'examen direct du malade.

La physionomie du mélancolique présente un cachet particulier : regard inquiet, yeux caves, cernés, traits crispés, teint pâle ou bilieux; attitude penchée, air d'abattement dans le geste et la démarche.

Le malade garde assez souvent un silence absolu, ou se livre à des plaintes et des récriminations, tantôt d'une sorte, tantôt d'une autre. Les réponses sont lentes à venir, monosyllabiques; les idées de nature triste, ainsi que les illusions et les hallucinations qui les engendrent ou en sont le résultat.

A ces différents caractères, il sera toujours facile de diagnostiquer un délire mélancolique. — Quant aux variétés, on les reconnaît aisément à l'ordre d'idées délirantes qui prédominent, et à la manière d'être du sujet.

On ne confondra pas avec le délire mélancolique l'hypochondrie simple, qui n'est, en quelque sorte, qu'un travers d'esprit, et permet à ceux qui en sont atteints de s'y soustraire par un effort de volonté, et de se livrer à leurs affaires, où ils se distinguent souvent par leur lucidité entière et leur habileté. Chez eux, il n'y a qu'une idée fixe : l'altération de la santé. Les mélancoliques, au contraire, ont une disposition générale à la tristesse, à voir toutes choses sous un mauvais jour. Mais le principe du mal étant le même dans un cas comme dans l'autre, les hypochondriaques, qui ne sont que des hommes à manie, dans le sens vulgaire du mot, peuvent devenir des aliénés mélancoliques.

Nous avons vu qu'il y a dans la mélancolie des tendances au suicide, à l'homicide et à mettre le feu. Ce n'est là qu'une complication.

On ne peut guère la confondre avec la monomanie suicide : celle-ci est caractérisée par son invasion soudaine, l'impulsion irrésistible, dont la première manifestation est souvent la dernière; c'est un besoin immense, inexplicable de se tuer. Le monomaniaque suicide ne présente, dans certains cas, aucune altération sensible de l'intelligence ou des sentiments affectifs. Il est entraîné par un instinct aveugle, quelque chose d'indéfinissable qui le pousse à se détruire.

Mais l'idée de suicide dans la mélancolie germe peu à peu dans l'esprit du malade; elle ne l'emporte pas sans une lutte plus ou moins prolongée contre l'instinct de conservation, ou contre certaines considérations morales. Ce n'est que dans le paroxysme de la souffrance réelle ou imaginaire, sous l'influence des hallucinations, que le mélancolique exécute le funeste dessein qu'il nourrissait, en l'étayant sur un ordre d'idées délirantes des mieux justifiées en apparence.

J'en dirai autant de la monomanie homicide et de la monomanie incendiaire qui emportent aussi avec elles quelque chose d'instinctif, tout à la fois irrésistible et inexplicable.

§ II. — DURÉE.

La durée de la mélancolie est très variable : de quelque jours à de longues années; mais dans ce dernier cas, très souvent elle finit par se transformer comme nous l'avons vu, sans disparaître complètement dans ses manifestations : quelques idées la rappellent toujours plus ou moins.

Les paroxysmes sont généralement assez courts, autrement ils épuiseraient complètement les forces du malade ; ils tombent peu à peu, d'eux-mêmes ou sous l'influence du traitement.

§ III. — TERMINAISONS.

La mélancolie se termine ou par la guérison, ou par la démence, ou par la mort.

La guérison est fréquente, et elle arrive ordinairement dans le cours des deux premières années ; fort rarement après ce laps de temps. Elle est opérée soit naturellement, pour ainsi dire, parce que l'effet de la cause productive s'est épuisé ; soit par l'emploi d'une bonne méthode de traitement, soit encore par crise, résultat favorable d'une maladie intercurrente.

Quand la maladie se prolonge, elle entraîne l'usure des facultés intellectuelles, la démence, où l'on voit encore apparaître de temps en temps quelques reflets du délire primitif ou transformé.

Quand la mort survient, c'est quelquefois par suicide, refus absolu de nourriture, pendaison, immersion, etc. ; mais presque toujours par suite d'une maladie accidentelle. (Voir Observations.)

Nous avons vu que les guérisons sont fréquentes; mais les rechutes ne le sont pas moins, surtout si on n'a pas eu soin de soumettre le sujet à un certain temps d'épreuves après la disparition du délire. Car, rendu à sa famille un peu trop prématurément, livré souvent à l'action des mêmes causes de folie, et sous le coup, il faut le dire, de l'idée désavantageuse attachée à la personne des anciens aliénés, il court grand risque de retomber.

CHAPITRE SIXIÈME

PRONOSTIC.

J'ai fixé mon attention sur le pronostic de la mélancolie. Il est toujours grave, et sa gravité dépend :

1° *De la cause.* — Il est évident qu'il faut attacher une grande importance aux causes, à leur nature, à leur intensité, à leur durée, aux concours qu'elles se prêtent. — Plus la cause ou les causes prédisposantes ont été de mauvaise nature, intenses, prolongées, moins l'intelligence sera forte pour y résister ; plus il y aura complicité entre elles pour amener l'invasion, plus aussi le pronostic sera grave. Il le sera surtout s'il y a hérédité, car alors l'individu a des dispositions toutes particulières qui n'attendent que la moindre cause pour le faire délirer.

2° *De la nature de la maladie et des symptômes.* — La présence des tendances au suicide, dans un cinquième des cas d'après mes observations, le refus de manger bien plus fréquent encore, et parfois prolongé avec une opiniâtreté que rien ne peut vaincre, offrent un danger pressant ; l'état hallucinatoire sans trêve ni repos pour le malade, ses préoccupations anxieuses sont une complication fâcheuse, en ne laissant à son esprit ni le temps ni la force de réagir dans un sens favorable à la guérison.

Plus le délire est fixe et à l'état de systématisation, plus le pronostic est grave. La mélancolie à forme raisonnante ou à prédominance d'idées de religion et de grandeurs est d'une cure difficile.

Les individus qui se disent des saints ou des dieux, des princes ou des monarques, etc., guérissent fort rarement. Il en est de même pour ceux qui se figurent que leur corps a subi diverses transformations [1], qu'ils ont des reptiles, des anguilles ou des sangsues dans le ventre, ou des araignées dans la tête, etc.

3° *De la marche.* — Si, quand l'état aigu a cessé, on voit dans les périodes de rémissions persister les hallucinations ou des illusions, comme une sorte d'habitude; si on voit s'établir, avec une grande régularité de retour, certains phénomènes qui se reproduisent exactement les mêmes et à longs intervalles, comme dans certaines intermittences avec alternatives de dépression et d'excitation, il faudra porter un pronostic désavantageux; et favorable, au contraire, si les périodes de rémissions sont très courtes. Enfin, il faudra craindre la démence, s'il y a abaissement lent et progressif de l'intelligence, et une dépravation des actes instinctifs, qui n'avaient pas coutume de se manifester.

(1) Observ. XI.

CHAPITRE SEPTIÈME

CAUSE PROCHAINE ET LÉSIONS ANATOMIQUES.

ARTICLE 1er.

Cause prochaine.

Nous avons vu qu'Hippocrate, Galien, Arétée (de Cappadoce), Gall, Flourens, etc., placent le siége de la folie en général dans le cerveau.

S'il est permis, dans l'état actuel de la science, de rechercher la cause prochaine de la mélancolie, nous formulerons timidement notre manière de voir en disant :

1° Le cerveau n'est autre chose que le simple instrument de l'intelligence, de l'âme dans ses manifestations.

2° Le cerveau est l'instrument de la pensée, mais nous ignorons le lien qui unit deux choses si opposées l'une à l'autre. Or, si la connaissance de ce lien intime nous échappe dans l'état de santé, comment pourrons-nous le reconnaître quand il est brisé par la maladie ?

3° On ne peut rien affirmer quant à la nature de ce rapport, et toute solution donnée à une pareille question ne peut être que spéculative et purement hypothétique.

Comme il n'y a pas d'effet sans cause, nous concluons de la lésion fonctionnelle de l'intelligence à la lésion de son instrument, et réciproquement.

Mais tant que nous ne connaîtrons pas la relation intime qui existe entre la pensée et l'organe qui sert à ses manifestations, nous ne pourrons déterminer la nature de la lésion de cet organe, ni son mode d'agir ; nous ne le pourrions, alors même qu'elle serait propre au désordre fonctionnel en cause. Ce caractère de la lésion d'être propre à la maladie, se rencontre peu, car il est évident que pour que la lésion soit propre à chaque délire en particulier, il faut qu'on puisse démontrer qu'elle est constante, toujours la même, quant à son siége et à sa nature, et ne se retrouve pas ailleurs. Or, pour ne parler que de la mélancolie, l'existence d'une lésion constante, toujours la même dans les parties de l'encéphale ou de ses membranes est encore à trouver. Il y a de fréquentes contradictions parmi les anatomo-pathologistes : Morgagni, leur père à tous, attribue la mélancolie à l'induration de la substance cérébrale ; Théophile Bonnet, aux lésions des organes du ventre et de la poitrine ; Brousset, à un degré inférieur de l'irritation ; de nos jours, les plus célèbres médecins aliénistes, MM. Falret, Calmeil, Parchappe, Foville, Ferrus, etc., qui se sont occupés de cette question, n'ont pu lui donner une solution à l'abri de toute objection sérieuse. Si les avis restent partagés, ce n'est pas la faute de leur immense talent, mais celle de la nature même du problème à résoudre.

Ne pouvant déterminer une lésion constante de l'encéphale, nous sommes réduits à la supposer.

Il est intéressant d'examiner ici quel peut être le siége de l'élément *tristesse*, un des facteurs de la mélancolie, et presque l'unique dans certains cas.

Nous savons que les parties antérieures des deux hémisphères sont affectées à l'intelligence, et qu'une autre région de l'encéphale est plus particulièrement destinée aux sentiments.

Nous savons encore que cette partie nerveuse, préposée aux impressions affectives, reçoit l'action des causes internes ou externes propres à produire le plaisir ou la douleur, tant dans l'ordre physique que dans l'ordre moral.

Or, plus cette partie de l'encéphale est vivement et longuement excitée, plus elle conserve l'impression ; plus les manifestations passionnelles auxquelles elle donne lieu par sa réaction, sont accusées et prolongées.

Ces données fournissent les moyens d'expliquer l'élément *tristesse* dans le délire mélancolique. En effet, que voyons-nous dans cette maladie ? Nous remarquons d'une part les causes qui augmentent l'impressionnabilité nerveuse, soit directement, soit indirectement, en affaiblissant la constitution, et diminuent la force de résistance du cerveau aux impressions qui lui arrivent.

D'autre part, nous voyons un ensemble d'actes en tout semblables, sauf l'intensité, à ceux qui expriment les passions.

Si la cause est faible et de courte durée, son action sur la partie nerveuse produira une excitation légère et momentanée.

Mais supposons la cause très intense et prolongée, ellle produira une excitation excessive, dans la partie nerveuse destinée à recevoir les impressions affectives et les sensations. Il en résultera que cette partie de l'encéphale sera, pour ainsi dire, surprise, troublée, hors d'elle-même et réagira d'une manière désordonnée. Nous expliquons ainsi : 1° la durée de la tristesse, qui sera le résultat de l'action prolongée de la cause sur la partie nerveuse propre aux impressions affectives. Car cette partie, excitée d'une manière soutenue, réagit longuement sur les organes destinés aux manifestations passionnelles de nature triste.

2° Les actes désordonnés que l'on remarque dans le délire mélancolique (en admettant une excitation excessive dans la partie nerveuse désignée plus haut), par l'action violente de la cause qui la produit; cette partie nerveuse troublée, comme ne se possédant plus, réagit d'une manière désordonnée et donne lieu à des actes de même nature.

ARTICLE 2.

Lésions anatomiques.

§ Ier. — REMARQUES DES AUTEURS.

Dans les rares autopsies de mélancoliques que l'on peut faire, on trouve ordinairement les lésions que nous allons passer en revue.

A. *Crâne et son contenu.* — Il y a rarement de l'épaississement et de l'injection du cuir chevelu, de la friabilité des os.

A l'ouverture des méninges, il s'écoule quelquefois une quantité variable de sérosité ordinaire ou mêlée de sang. — Les sinus de la dure-mère sont souvent remplis de sang noir ; cette membrane est parfois adhérente au crâne, dans une étendue plus ou moins grande ; elle est, dans quelques cas, recouverte d'une couche albumino-fibrineuse. — Les méninges sont parfois comme distendues, et alors on trouve dans les cavités de l'arachnoïde une grande collection de sérosité pure ou sanguinolente. Cette membrane prend quelquefois une teinte opaline, et présente à sa surface des dépôts fibrineux. Très rarement, elle adhère au crâne par quelque point.

La pie-mère est assez souvent le siége d'une injection qui varie d'une simple arborisation à un réseau à mailles serrées, et même à des diffusions sanguines répandues ça et là. La teinte de la membrane est parfois opaline, et ses mailles sont infiltrées de sérosité plus ou moins limpide, et épaissie par suite de dépôt plastique albumino-fibrineux. — Il est excessivement rare qu'elle adhère à la substance grise, et encore plus aux autres membranes et au crâne.

Le plus souvent, la substance grise est saine; cependant, on peut la voir injectée, ou surtout présenter du piqueté plus ou moins abondant; très rarement elle est ramollie et adhérente avec la pie-mère.

La substance blanche est très souvent saine. Ce que l'on y remarque le plus souvent, c'est un piqueté plus ou moins abondant. — Sa consistance est rarement moindre ou plus grande qu'à l'état normal. — On peut trouver dans son épaisseur des traces d'anciens foyers ramollis, de forme et d'étendue variables.

Les ventricules contiennent parfois de la sérosité abondante; les plexus choroïdes et la toile choroïdienne sont injectés et épaissis dans certains cas; quelquefois il y a de petits kystes séreux compris dans leur épaisseur. — Rarement les parois ventriculaires sont ramollies.

Les lésions du cervelet sont ordinairement nulles, ou elles se bornent à un sablé, à un piqueté plus ou moins apparent.

La substance du cervelet, cependant, peut être ramollie et peut contenir de petits foyers apoplectiques.

J'en dirai autant de la protubérance annulaire et de la moelle allongée.

B. *Autres organes.* — Les autres lésions que l'on remarque ordinairement siégent dans les organes de la poitrine, du ventre, et sont le plus souvent le résultat de la maladie qui a causé la mort. Ce sont :

Très fréquemment, des épanchements pleurétiques plus ou moins récents; des fausses membranes, ordinairement d'ancienne formation, qui fixent les poumons dans une plus ou moins grande étendue à la cage thoracique; des tubercules plus ou moins nombreux et plus ou moins avancés, dans un poumon ou dans les deux en même temps; des congestions, des hépatisations des poumons, de l'inflammation aiguë ou chronique des bronches, simple ou s'accompagnant d'emphysème ou d'œdème pulmonaire; parfois, de l'épanchement de sérosité citrine ou laiteuse, chargée de dépôts albumineux et même de pus, dans le péricarde; des traces d'endocardite, d'anévrisme concentrique, excentrique ou mixte du cœur, son hypertrophie, et plus souvent son atrophie; des caillots sanguins ou fibrineux dans les cavités du cœur et de l'aorte à sa naissance; plus ou moins souvent, et à divers degrés, des traces de l'inflammation aiguë ou chronique de l'estomac, le cancer de cet organe; l'injection de la muqueuse intestinale, ses diffusions sanguines et ses ulcérations, etc.; l'amincissement de ses parois, des gaz qui distendent sa cavité, etc.; le foie gorgé de sang, hypertrophié, sa dégénérescence, ses hydatides, son cancer, sa vésicule remplie de bile naturelle ou dégénérée, de calculs, l'inflammation de son parenchyme, etc.; la rate hypertrophiée, ramollie ou ratatinée; les reins avec des traces de maladies de Bright ou fortement injectés, hypertrophiés ou atrophiés; le pancréas dégénéré; la vessie avec ses inflammations aiguës ou chroniques; les épanchements séreux ou séro-purulents, sanguinolents de la cavité péritonéale, ses dépôts fibrineux, ses fausses membranes plus ou moins anciennes, la congestion inflammatoire des ovaires, leurs kystes, leurs dégénérescences de toute nature; le cancer de l'utérus, les polypes, l'engorgement inflammatoire de cet organe et de ses annexes, etc.

§ II. — REMARQUES DE L'AUTEUR.

Sept cadavres de mélancoliques, dont j'ai donné l'observation, fournissent les résultats suivants :

A. *Habitude extérieure.* — Cinq présentaient une grande maigreur avec eschares soit au sacrum, soit aux trochanters; un autre, un remarquable embonpoint.

B. *Crâne et son contenu.* — Les os du crâne sont très friables, une fois; tendres et friables, une autre fois; plus minces qu'à l'état normal, dans un cas; et dans les quatre autres, ils ne présentent rien d'anormal.

A l'ouverture des membranes, il s'écoule, une fois, de la sérosité sanguinolente en très grande abondance; une autre fois, en assez grande quantité, une autre fois, 100 grammes environ de ce liquide; dans les trois autres cas, il ne s'en est pas échappé de la boîte crânienne.

La dure-mère fut trouvée une fois d'un aspect blanchâtre; elle adhérait une fois très fortement au crâne dans presque toute son étendue. Dans ce cas (1), les autres méninges et le cerveau adhéraient également à la voûte du crâne. Dans tous les autres cas, la dure-mère s'enlevait facilement, ainsi que les autres membranes.

La grande cavité de l'arachnoïde contenait : une fois, de la sérosité sanguinolente en très grande quantité (2); une autre fois, de la sérosité ordinaire en abondance; une autre fois encore, de la sérosité était renfermée dans le tissu cellulaire sous-arachnoïdien, occupant seulement le sommet du cerveau, de manière à lui former une espèce de calotte; 50 grammes de sérosité sanguinolente purent être recueillis (3). Dans un cas, cette membrane adhérait avec la pie-mère au sommet du crâne et présentait un aspect blanchâtre.

Les mailles de la pie-mère étaient : une fois, infiltrées de sérosité sanguinolente; une autre fois, de

(1) Observ. IX.
(2) Observ. IX.
(3) Observ. XIII.

sérosité limpide, et l'infiltration n'avait lieu qu'au sommet du cerveau, qu'elle recouvrait en forme de calotte. Dans deux cas, la pie-mère présentait des plaques d'hypérémie; une fois, vers l'extrémité antérieure des deux hémisphères et s'étendant autour de la base de l'hémisphère droit, jusqu'à sa partie postérieure (1); une autre fois, au niveau de l'hémisphère droit, à sa partie postérieure (2). Dans un cas, la pie-mère adhérait à la substance corticale et à la voûte du crâne, sur la ligne médiane, et avait une teinte blanchâtre (3).

Le cerveau pesait : une fois, 1,136 grammes; une fois, 1,350; une fois, 1,490; dans deux cas, 1,335; dans un autre cas, 1,235 grammes; une fois seulement son poids n'a pas été pris.

Nous avons vu que la substance grise adhérait une fois avec la pie-mère à la voûte du crâne sur la ligne médiane; que les méninges, d'un aspect blanchâtre, ne se détachaient pas facilement de cette partie du cerveau; qu'il y avait, çà et là, quelques extravasations sanguines. On l'a trouvée : ramollie et très friable, avec le reste de l'encéphale, une fois (4); présentant du piqueté, sans ramollissement, une fois; adhérente à la pie-mère, une fois. Dans deux autres cas, la substance grise était saine.

(1) Observ. XIII.
(2) Observ. VI.
(3) Observ. IX.
(4) Observ. X.

Une fois, la substance blanche était très ramollie et très friable, sans piqueté abondant ; une fois, elle était d'une consistance normale, mais avec du piqueté à la coupe ovalaire ; dans un cas, elle était ferme, et le piqueté que l'on remarque habituellement existait si peu, qu'il fallait, pour ainsi dire, presser la matière cérébrale pour obtenir quelques points sanguins à la surface de chaque coupe ; une autre fois encore, elle présentait du piqueté assez abondant, surtout à gauche ; dans un cas, enfin, il y avait à la coupe un piqueté très manifeste, coïncidant avec des extravasations sanguines çà et là à la surface du cerveau et dans ses membranes (1). Dans deux autres circonstances, elle ne présentait rien à noter.

Dans un cas, les ventricules sont remplis de sérosité limpide ; dans un autre, ils contiennent assez peu de ce liquide.

Une fois, le cervelet était très ramolli et friable ; une fois, il présentait deux petits foyers, l'un à droite, l'autre à gauche : celui de gauche, grand à contenir trois grains de millet, et rempli de pus ; l'autre, d'une capacité double, mais vide (2). Dans tous les autres cas, le cervelet offrait une coloration et une consistance normales.

Dans un cas, la protubérance annulaire et le bulbe rachidien se trouvaient fortement ramollis (3) ; dans

(1) Observ. IX.
(2) Observ. VII.
(3) Observ. X.

les six autres, il n'y avait rien de remarquable dans ces parties de l'encéphale.

Une fois enfin, les artérioles des méninges se sont trouvées ossifiées (1).

Cœur. — Une fois, le cœur se trouve atrophié, et l'aorte, à sa jonction immédiate avec lui, est obstruée par un gros caillot d'un aspect jaune citrin qui se prolonge dans une étendue de sept centimètres (2); une autre fois, sa surface extérieure est tapissée d'une couche assez épaisse de graisse; il est plus ou moins flasque dans toute son étendue, avec dilatation de la cavité gauche au détriment de celle de droite, qui est à peine apparente. Cette même cavité (la gauche), dont les parois sont amincies, renferme vers son extrémité inférieure, un petit caillot blanc et fibrineux.

Une fois, le cœur est énorme, il pèse 460 gr. (3); dans un cas, au contraire, il est atrophié comme les autres organes (4). Une fois enfin, il présente un caillot sanguinolent de cinq centimètres, à la naissance de l'aorte. Le péricarde était, dans un cas, le siége d'un épanchement avec fausses membranes d'ancienne formation.

Poumons, plèvres. — Une fois, le poumon droit est solidement fixé aux côtes par des fausses mem-

(1) Observ. X.
(2) Observ. XII.
(3) Observ. VI.
(4) Observ. IV.

branes d'ancienne formation ; comme farci de tubercules : les uns, en plus grand nombre, gros comme une tête d'épingle; les autres, aussi gros qu'un haricot. En coupant ces derniers par le centre, on trouve au milieu un liquide jaunâtre qui colore le tubercule du centre à la périphérie, en diminuant progressivement. On rencontre surtout ces tubercules à la partie supérieure du poumon. Le poumon gauche en a aussi, mais moins nombreux, et il n'adhère pas au thorax. Une fois, la cavité des plèvres contient une quantité énorme de sérosité qui s'écoule à l'ouverture de la poitrine ; une autre fois, la plèvre renferme à gauche de la sérosité en assez grande abondance, et le poumon adhère à la cage thoracique par des fausses membranes anciennes et nombreuses ; les deux poumons renferment beaucoup de tubercules, dont ceux du lobe inférieur sont à l'état cru, tandis que ceux du sommet sont ramollis et même purulents. Une fois, il y a congestion du poumon droit; une partie qu'on en détache ne surnage pas dans l'eau (1). Dans un cas, il y a des traces évidentes d'une pleurésie et d'une péricardite : la cavité thoracique est, à droite, le siége d'un épanchement pleurétique purulent avec fausses membranes. Dans un autre cas, les poumons sont vides d'air, le gauche adhère dans toute sa partie postérieure au thorax ; dans un autre, enfin, les poumons

(1) Noyau d'hépatisation.

sont sains, mais fixés en arrière par des fausses membranes d'ancienne formation.

Estomac. — Dans un cas, l'estomac est comme dilaté à ses extrémités et rétréci vers son milieu. La tubérosité supérieure, notamment, est déformée, les tuniques amincies ; le ventricule est distendu par des aliments élaborés et chylifiés vers le pylore seulement ; la muqueuse est vers le centre et le pylore d'une coloration anormale, noirâtre au dernier et rougeâtre au premier [1].

Intestins. — Dans un cas, la fin de l'intestin grêle présente des élevures enflammées et ulcérées ; les ulcérations sont surtout nombreuses dans le gros intestin ; trois ou quatre d'entre elles ont presque transpercé les trois tuniques. Dans un autre, il y a de l'injection de la muqueuse intestinale, et les plaques de Peyer sont enflammées, ulcérées. Une autre fois, de l'injection se remarque à la surface de la muqueuse de l'iléon, et s'accompagne d'une exsudation sanguine ; tout l'intestin contient des aliments mal élaborés, plus ou moins attaqués par le travail de la digestion. Deux fois l'intestin est distendu par des gaz ; une fois, une partie du colon ascendant, grosse comme un œuf de poule et remplie de gaz, est engagée dans l'anneau inguinal gauche, où elle a fait élection de domicile.

Foie. — Dans un cas, le foie fut trouvé plus

[1] Observ. XIII.

volumineux qu'à l'état normal. Deux fois il était gorgé de sang noir. Dans un cas, la vésicule du fiel était presque pleine d'une bile verdâtre, et le tissu cellulaire qui l'enveloppe, en quelque sorte œdématié. Dans deux autres cas encore, la vésicule était remplie de bile.

Rate. — Une fois, la rate est plus volumineuse : elle mesure 0m15 de longueur sur 0m10 de large; elle a à sa surface des petits corps cartilagineux, dont un placé sur le bord supérieur, de la grosseur d'une aveline; la consistance et la coloration du tissu sont normales.

Reins. — Dans un cas, ils sont bosselés à leur surface, et leur tissu, d'une couleur grisâtre, semble renfermer de nombreux granules graisseux. Dans un autre, le rein droit contient un peu de sang fort noir, semi-liquide. Une fois encore, les reins sont peu volumineux.

Vessie. — La vessie n'a rien présenté de remarquable; une fois elle était complètement vide.

Péritoine. — La cavité présentait une fois des fausses membranes blanches de nouvelle formation, faciles à séparer de la face antéro-supérieure du foie. La cavité de l'abdomen contenait aussi une certaine quantité d'un liquide jaune rougeâtre occupant surtout l'hypochondre droit.

CHAPITRE HUITIÈME

TRAITEMENT.

Nous avons vu que les causes physiques jouent un très grand rôle dans la production de la mélancolie, et que, si cette dernière peut être le résultat d'une affection propre du cerveau, celui-ci réagit fort souvent sur les autres organes pour y développer des complications.

Il y a donc deux choses distinctes à considérer dans le traitement : les causes et les complications.

Quant à la cause, elle est le plus souvent morale, et l'on ne peut guère, dans ce cas, lui opposer que des moyens du même ordre ; on doit réserver les agents physiques pour les désordres fonctionnels du corps nés sous son influence, dès le principe ou dans le cours de la maladie. Si la cause est physique, il faut distinguer soigneusement ses deux résultats pathologiques : l'élément physique et l'élément moral de la maladie. Il est évident que le traitement moral seul convient à ce dernier, et que les agents physiques ne pourront atteindre que le premier, comme aussi les troubles fonctionnels qui résulteront de la réaction du moral sur le physique.

Ainsi donc, combattre par les moyens de la

médecine ordinaire la cause physique de la mélancolie et les complications matérielles, tel est le rôle et l'importance réelle du traitement physique qui sera tantôt direct et tantôt simple auxiliaire du traitement moral.

Quant à ce dernier, il agit directement sur les troubles de l'intelligence, mais souvent de concert avec des agents qui, par leur nature, sont autant dans l'ordre physique que dans l'ordre moral, tels que ceux tirés de l'hygiène, si utiles dans les prodrômes.

§ Ier. — TRAITEMENT PHYSIQUE

Ce traitement sera : 1° prophylactique; 2° curatif.

A. *Traitement prophylactique.* — On l'emprunte à l'hygiène : on aura soin de soustraire le malade au milieu où il se trouve, de changer son entourage, afin de faire cesser l'action de la cause. Si l'on apprend que le sujet est affaibli, soit par l'abstinence volontaire ou involontaire, une mauvaise nourriture, soit par la maladie et un traitement débilitant, il faudra prescrire une nourriture saine et abondante, après avoir relevé les forces digestives par quelques toniques appropriés; quelquefois il suffira de changer des aliments trop délicatement préparés, et qui ne répondent pas aux besoins de l'organisme. On défendra l'usage excessif de boissons alcooliques, des remèdes intempestifs que certains malades prennent avec acharnement sous l'influence de préoccupations hypochondriaques. On se mettra souvent en garde contre les excès vénériens de toute nature, et pour les éviter, il sera bon de soustraire les malades à l'oisiveté, de leur procurer une société agréable et des distractions en rapport avec leur position sociale. Il faudra interdire les veilles trop prolongées, les fatigues excessives, et surtout celles qui sont occasionnées par les travaux intellectuels.

On combattra l'hérédité, le tempérament hypochondriaque, par la soustraction du sujet du milieu débilitant où il se trouve ; en conseillant le travail manuel au grand air, à la campagne, au lieu des professions intellectuelles et sédentaires de la ville ; par une nourriture saine, suffisamment abondante et peu recherchée, unie dans certains cas à l'usage des bains de différente nature, de l'hydrothérapie sous la forme qui conviendra le mieux à la constitution individuelle, etc.

B. *Traitement curatif.* — Il faudra tenir un grand compte des troubles fonctionnels. On emploiera avantageusement les bains tempérés et prolongés pour combattre l'aridité de la peau et la raideur des membres ; l'exercice au grand air pour favoriser la circulation et la respiration ; les apéritifs, les alcalins à petite dose contre les dispepsies fréquentes, les acidités de l'estomac, le pyrosis qui donne souvent lieu à des illusions et des conceptions délirantes ; les minoratifs, les laxatifs contre la constipation, la belladone si cet état est dû à une tonicité trop grande de l'intestin, la strychnine dans le cas contraire; les purgatifs, vomitifs, éméto-cathartiques, contre les embarras gastriques; les opiacés et les applications chaudes contre les névralgies profondes de la poitrine et du ventre, telles que la gastralgie. Les boissons acidulées tempéreront la soif et la sécheresse de la bouche, et rendront les urines plus abondantes et moins douloureuses. On opposera aux insomnies, qui souvent tourmentent si cruellement les malades, l'exercice et le travail, et même quelques médicaments de la classe des hypnotiques; à l'agitation mécanique, les bains tièdes prolongés; à la chlorose et l'anémie, très fréquentes, des toniques purs, des ferrugineux et une alimentation convenable. On utilisera la belladone, l'oxyde de zinc, la valériane, l'éther, le musc, le castoréum contre les accidents nerveux de nature convulsive; l'opium dans les névralgies profondes, en l'administrant à l'intérieur ou en l'appliquant à l'extérieur et par la méthode endermique; la belladone, dans les névralgies superficielles; les vésicatoires dans ces deux cas, ainsi que l'eau chloroformée, le cyanure de potassium, etc.

Il y a souvent de l'aménorrhée primitive ou consécutive à la mélancolie, et qu'elle complique. Dans ces cas on emploie des pédiluves, des bains de siége irritants, quelquefois des sangsues placées deux par deux au sommet des cuisses, la saignée du pied, l'armoise, le safran, la rue, etc., à l'époque présumée des règles, après avoir combattu la chlorose par les moyens appropriés. Des affusions froides ou tièdes, des pédiluves irritants, des fomentations chaudes sur les membres inférieurs, des sinapismes, des grands bains tièdes avec irrigation d'eau froide sur la tête; quelquefois des émissions sanguines devront être utilisées, quand le regard brillant, injecté, la petitesse, la fréquence ou la grande lenteur du pouls, la chaleur au front, les battements artériels aux tempes, le teint pâle ou vultueux de la face, la céphalalgie que le malade n'avoue pas toujours, annoncent des tendances congestives vers la tête. J'ai dit qu'il faut quelquefois employer les émissions sanguines, mais j'ai hâte d'ajouter que je crains toujours d'en abuser, car les aliénés, les mélancoliques en particulier, ne se comportent pas à leur égard comme les autres malades; ils ont bien de la peine à se remettre des saignées fréquentes ou trop copieuses. Quant à l'idée délirante provoquée par la vue du sang, on peut l'admettre; on comprendra que le mélancolique à délire de persécutions et de supplice, *verbi gratia*, peut, dans certains cas, s'imaginer, à la vue de son sang; qu'on en veut à ses jours; mais je ne l'ai jamais observé.

J'ai quelquefois obtenu de bons effets des exutoires, tels que séton, cautère à la nuque, principalement lorsqu'il y a un état congestif de la masse encéphalique.

Il n'est pas de moyens plus salutaires que l'hydrothérapie en général, quand elle est bien employée.

Bains. — Les bains calment bien les malades ; on ne doit pas trop les prolonger pour éviter la prostration des forces ; mais il sera bon d'y revenir souvent. Ils sont chauds ou froids suivant les dispositions du malade. Leur durée variera selon leur température et selon les sujets, de quelques minutes à plusieurs heures.

Immersion ; bains russes. — Quelquefois on se contente de plonger plusieurs fois de suite l'aliéné dans la baignoire ou dans un bassin d'eau froide. — On lui fait prendre une sorte de bain russe en le faisant passer subitement de l'eau chaude à l'eau froide.

Draps mouillés. — On applique un plus ou moins grand nombre de fois sur le corps nu du patient un drap trempé dans l'eau froide et que l'on renouvelle de cinq en cinq minutes, en ayant soin que l'air puisse circuler entre lui et la peau.

Éponges mouillées. — On fait avec une éponge imbibée d'eau froide de légères frictions sur une partie du corps ou sur le corps tout entier, selon le cas qui se présente.

Douches sur la tête. — Elles sont en pluie, ou en lame, ou en jet. On en usera peu ou pas comme moyen de répression dont on faisait, il n'y a pas longtemps encore, un si fréquent emploi; car si la plupart des malades les craignent, il est certain que pour les avantages souvent contestables qu'on en obtient, elles font perdre chez l'aliéné la confiance dans le médecin qui en a tant besoin pour le guérir.

La durée de la douche variera de cinq secondes à une minute et un peu plus selon les sujets et selon l'espèce et la force de projection.

Ordinairement, le réservoir est à cinq mètres environ au-dessus du sol et la douche tombe de deux mètres cinquante de haut. On fait quelquefois usage de la douche en cercles, mais elle est difficilement supportée, surtout par les personnes très impressionnables.

Aspersions. — Elles consistent en un ou plusieurs arrosoirs ou seaux d'eau froide que l'on verse plus ou moins vivement sur la tête et le corps du malade.

Douches vertébrales. — On darde sur les reins et la partie postérieure de la tête un jet d'eau froide, plus ou moins vigoureux, pendant une à trois minutes, selon les forces de résistance du patient.

Tous ces moyens ne sont pas indifféremment appliqués : il sera bon de commencer le traitement par l'usage de l'éponge mouillée, puis on passera successivement au drap mouillé, aux aspersions, aux immersions, aux douches froides sur la tête et la colonne vertébrale.

On s'en trouvera très bien dans les cas si fréquents d'hypéresthésie de la mélancolie, dans l'anémie et certaines chloroses; dans l'état de stupeur mélancolique simple ou s'accompagnant de symptômes d'extase et de catalepsie.

Mais il faudra avoir grand soin de faciliter la réaction, en faisant prendre de l'exercice au malade, ce qui est infiniment préférable, ou à la rigueur en la provoquant par des moyens artificiels, tels que frictions, épaisses couvertures et boissons sudorifiques.

Je mentionnerai encore, dans l'état de stupeur, l'électricité, les frictions avec la neige, l'urtication, dont on peut retirer de bons effets.

§ II. — TRAITEMENT MORAL.

Le médecin aliéniste doit, avant toute chose, s'efforcer de mériter la confiance de ses malades. Pour cela, il évitera de les violenter; il fera preuve devant eux de bon vouloir et de connaissances solides; il devra se montrer à eux d'une humeur toujours égale; ne pas chercher à les humilier par la force de son raisonnement; il étudiera les moyens les plus propres à les convaincre doucement de leur erreur, et se rappellera sans cesse ce précepte de Celse : « *Paulatimque et non evidenter ab his quæ stulte dicuntur, ad meliora mens adducenda.* » Car l'esprit des aliénés est comme celui des enfants; il a la perception lente, et il ne se rend pas de suite à l'évidence.

On s'abuserait en cherchant à ruser ou à délirer avec les aliénés pour mériter leur confiance; car il est rare qu'ils ne s'en aperçoivent pas tôt ou tard, et alors le médecin qui emploie ces petits moyens, perd à leurs yeux de sa dignité et de son prestige.

Si un malade me fait des demandes impossibles à réaliser, je me garderai bien d'avoir l'air d'y consentir; ce ne serait tout au plus propre qu'à le fortifier dans son idée, ou à me rendre ridicule à ses yeux.

On a vu des médecins qui, ayant à traiter des hypochondriaques, usaient de ruse avec eux : un malade, par exemple, se plaignant d'avoir des sangsues dans le corps, le médecin fit mettre quelques-uns de ces annélides dans le vase de nuit à l'insu du patient.

Je crois que ces moyens sont mauvais; qu'il vaut mieux dire franchement la vérité au malade avec ménagement, sans le froisser.

Quand un malade accuse une illusion, une hallucination, il est utile de lui montrer que nous prenons quelquefois l'apparence pour la réalité; que nos sens peuvent nous abuser sur la ressemblance et la présence des personnes et des choses.

Dans ce cas-là, il est bon encore de l'engager à chasser toutes ces idées, et de lui procurer des distractions pour faire diversion à ses impressions maladives. Il est des mélancoliques qui sont dans une grande anxiété d'esprit et se croient condamnés à tort ou à raison: ils attendent leur punition, leur supplice. A ceux-là on expliquera la différence qu'il y a entre un aliéné et un repris de justice; que la maison est organisée, non pour punir des coupables, mais pour traiter des malades; mais il faut le faire brièvement, en passant; car ils se fatiguent vite, et souvent quand on soutient trop longtemps une lutte intellectuelle avec eux, on finit par les indisposer contre soi. Il faudra chercher à prévenir les effets des mauvaises tendances, fréquentes chez les mélancoliques. S'ils refusent de prendre de la nourriture, après s'être assuré que ce n'est pas motivé par quelque maladie grave, un trouble réel des fonctions digestives qu'il faut combattre par les moyens appropriés, on les engagera doucement à accepter les aliments nécessaires au maintien de leur santé; on pourra faire appel aux bons sentiments; aux idées de religion; leur montrer qu'ils contristent ceux qui s'intéressent à eux, leurs parents; qu'ils doivent vivre pour leurs femmes, leurs enfants, etc.; que Dieu défend le suicide. — Puis, s'ils persistent, employer la bouche artificielle de M. Billod, préférable à la sonde œsophagienne. Elle permet d'éviter la douleur causée presque toujours par celle-ci, le danger de la fausse route, si on n'est pas habitué à pratiquer l'opération, la déchirure, la suppuration qui s'établit sur le parcours de la muqueuse par un usage prolongé de la sonde, surtout introduite par le nez; enfin, on peut avec elle nourrir beaucoup mieux le malade en lui donnant une nourriture composée, semi-liquide.

Ces moyens de contrainte, bouche artificielle, sonde œsophagienne, il faut les employer avec fermeté, mais en conservant toujours son égalité d'humeur aux yeux des malades.

Il est bien des mélancoliques qui, après avoir résisté aux conseils de prendre de la nourriture, se décident à la seule vue de l'instrument. J'ai en ce moment-ci sous les yeux un jeune homme atteint de mélancolie religieuse avec stupeur, qui est dans ce cas. Ce n'est que par là que j'ai pu le décider à manger après une obstination complète de plusieurs jours.

Nous avons vu qu'il y a assez souvent des tendances au suicide. Il faudra prendre les plus sérieuses précautions contre elles : aucune arme, point d'instrument piquant ou tranchant ou contondant, pas de poison à leur portée, pas de corde ou de quoi fabriquer des liens, surveillance prolongée ; et si, ennuyés d'elle comme il arrive assez souvent, ils font des promesses de laisser là leurs desseins, il ne faudra se relâcher que quand on se sera parfaitement assuré, par des preuves nombreuses, qu'ils y ont réellement renoncé. Il en sera de même pour les tendances à l'homicide.

Les incendiaires seront aussi surveillés de très près, outre qu'on leur refusera l'usage immédiat du feu ou des matières inflammables. Il est bon d'avoir dans ce cas, dans la chambre particulière qu'ils occupent, une grille fermée à clé devant le foyer ;

c'est ainsi que l'on a pu éviter qu'un de nos pensionnaires recommençât à enflammer ses vêtements, comme il avait la manie de le faire.

Contre les mauvais penchants, employer la camisole, le manchon, les entraves, plutôt que la force des gardiens, qui s'impatientent des tracasseries des malades et ne finissent que trop souvent par les maltraiter. — Les mauvais penchants, tels que onanisme, sodomie, seront encore utilement combattus par le travail et les distractions, qui arrachent les mélancoliques à leurs pensées perverses.

Dans l'agitation avec tendance à la violence, il faut, au contraire, les maintenir et leur imposer par un déploiement de forces, en employant trois ou quatre gardiens s'il le faut, plutôt qu'un ou deux; on se rendra ainsi facilement maître des agités, et on leur épargnera des coups, des chutes toujours regrettables.

Les travaux d'agriculture, de jardinage, mis en honneur par l'excellent M. Ferrus, dont la science déplore tant la mort, sont très utiles à la cure de la folie et en particulier de la mélancolie : ils font diversion, fixent peu à peu l'attention des malades, brisent la chaîne des idées fausses dont ils aiment tant à s'entretenir, facilitent la circulation générale, et celle du cerveau en particulier, par le jeu musculaire; la fatigue salutaire qu'ils engendrent provoque le sommeil; le malade repose la nuit au lieu de s'entretenir des illusions, des hallucinations et des conceptions délirantes qui venaient l'assaillir dans le silence et les ténèbres. Peu à peu, il reprend sa force et sa gaîté en oubliant ses sujets d'épouvante, ou en ne leur accordant plus autant de confiance.

Les voyages, quand la fortune les permet, sont quelquefois bons, par le changement du milieu et de l'entourage du malade, en supprimant ainsi souvent la cause productrice de l'affection mentale.

Mais il est malheureusement d'expérience qu'il ne faut pas énormément compter sur eux; souvent le mélancolique ne goûte aucune des distractions qu'on lui procure, telles que fêtes, spectacles, ou bien encore il y trouve une aggravation de son état; et il ne faut pas oublier que le moindre défaut de surveillance peut donner à déplorer les plus graves accidents.

Je ne les conseillerai guère que dans les prodromes, et alors que le malade a encore conscience de son état, et lutte contre les idées qui lui viennent; et dans la convalescence, quand il commence à reconnaître ses erreurs, à reprendre ses idées saines; alors le voyage lui fera du bien, par le mouvement ménagé, favorable aux fonctions, par la jouissance d'une foule de choses belles à voir et à entendre, et qui arracheront le convalescent à ses dernières idées peu raisonnables.

Les voyages fortifieront son corps et son intelligence, avant qu'on le rende subitement à sa famille, à ses connaissances, et au milieu des causes de son mal, là où il répugne de se montrer après avoir été aliéné.

Les promenades sont bonnes pour l'entretien de la santé, par le changement d'air et le mouvement qu'elles donnent ; mais elles ont certains inconvénients, et provoquent quelquefois les idées délirantes.

Je leur préfère le travail manuel au grand air, qui ne permet pas au malade de se livrer à ses idées habituelles, et amène une cédation salutaire en provoquant la fatigue et le sommeil, beaucoup mieux que les promenades, qui sont, du reste, souvent impossibles en ville et, dans tous les cas, assez peu prolongées.

Nous croyons, avec MM. Falret et Leuret, que l'on peut retirer de bons résultats des exercices intellectuels, tels que lectures, exercices de mémoire, l'enseignement scolaire ; cependant le travail manuel en plein air est préférable, en ce sens qu'il fait une diversion plus puissante aux idées du malade. Souvent on croit celui-ci attentif aux exercices de l'esprit, tandis qu'il s'entretient de son délire. Il ne peut se livrer longtemps sans fatigue à ces travaux, car il ne faut pas perdre de vue que souvent son cerveau n'est déjà que trop excité, et que, quelquefois même, sa folie ne reconnaît pas une autre cause que les travaux intellectuels. Puis il est difficile d'approprier le genre d'exercice à l'esprit du malade. Cependant il ne faut pas les négliger : quand il se refuse aux travaux manuels, et quand ses infirmités et son état de souffrance ne les lui permettent pas.

Il est évident qu'un bon choix de lectures, laissé à l'approbation du médecin, peut faire grand bien au mélancolique : par l'attrait qui détourne un peu le cours de ses idées, et par le raisonnement qui les combat, et les bons exemples qu'il y trouve pour soutenir son courage et le détourner de ses mauvais penchants, etc. Mais les lectures seront surtout utiles aux convalescents.

Les spectacles ne sont pas possibles dans la mélancolie : ou les malades n'y prêtent pas attention, ou ils y trouvent une nouvelle source d'idées fausses et de souffrance.

Quel que soit le choix que l'on en fasse, il est bien difficile d'en retirer de bons effets. Et puis, il répugne de mettre les malheureux aliénés en spectacle aux yeux du monde ; ils s'y sentent parfois très humiliés. Cependant les prodromes et la convalescence pourront y trouver une diversion utile.

Quant aux conversations variées, elles ne sont guère praticables que dans le même cas.

Les jeux de quilles, de boules, de billard me paraissent bons par l'effort musculaire et la douce fatigue qu'ils entraînent, en même temps que par les émotions qu'ils provoquent. Il en est de même d'autres, tels que jeux d'échecs, de dames, qui, réclamant une attention plus grande du joueur, ne devront pas être prolongés, si l'on veut en retirer les bons effets qu'une partie peut donner, surtout si elle est intéressée.

Je préfère aller du simple au composé, c'est-à-dire ne conseiller, dans le délire mélancolique encore intense, que les jeux qui demandent une application moins soutenue, par leurs combinaisons, et réserver les autres pour les convalescents. Quant au gymnase, il ne faut guère y penser; il est impossible chez des mélancoliques trop souvent portés au suicide ou inhabiles de leurs membres.

Il est une question très difficile à traiter, c'est celle des influences morales proprement dites.

Il est certain que, bien employées, elles peuvent occasionner le plus grand bien, au commencement et dans la convalescence surtout; mais que de précautions à prendre! Combien il est difficile de tomber juste quand on fait appel aux sentiments religieux, moraux, affectifs du malade. — Cependant, chez ceux qui ont une bonne éducation religieuse, qui se faisaient remarquer par leur piété, on pourra quelquefois employer l'idée de Dieu, de sa bonté, pour les consoler; de sa justice, pour les empêcher de commettre une mauvaise action.

De même on s'adressera chez eux, quelquefois avec fruit, aux sentiments qui se perdent difficilement, aux idées du bien et du mal, soit en leur parlant, soit en les punissant quand ils manquent.

Les mélancoliques présentent le plus souvent une altération des sentiments affectifs affaiblis ou pervertis, quelquefois augmentés.

Il faudra chercher à réveiller doucement en eux

les sentiments de l'amitié, des liens du sang; leur parler en termes respectueux ou pleins d'égards de leurs amis, de leur famille; leur montrer qu'on s'intéresse à eux, qu'on ne désire rien tant que leur guérison. On leur représentera qu'un père, qu'une mère, qu'un fils ou une fille, suivant les cas, seront très heureux de les revoir, et on leur dira avec ménagement que leurs bras étant utiles et quelquefois nécessaires à leurs parents, il faut chasser les mauvaises idées qui les retiennent loin d'eux. Il faut combattre peu à peu les préjugés qu'ils se sont formés contre les leurs, soit antérieurement, soit à l'occasion de leur séquestration. S'étudier à choisir le moment favorable pour leur ménager un entretien avec eux, après leur avoir fait écrire quelquefois, afin d'adoucir la transition le plus possible.

Enfin (et c'est par là que nous aurions dû commencer le traitement de la mélancolie confirmée), l'isolement des malades est nécessaire. Cet isolement aura l'avantage du changement de milieu, loin de la cause de la folie mélancolique qui continuerait son action, si on laissait le malade dans les conditions d'existence où il vit, en l'arrachant à son entourage qui ne lui impose pas assez, et dit trop souvent comme lui pour ne pas le contrarier.

L'isolement, dans un établissement convenable, où le retour des exercices en commun, la régularité d'existence, des heures de veilles, de repos et de travail, une nourriture douce et variée, l'appareil imposant du personnel qui est là pour soigner et réprimer sûrement les aliénés, la vue des autres malades, la comparaison que le sujet fait de son propre état avec le leur, la sortie de temps en temps de quelques-uns d'entre eux arrivés à la guérison, les encouragements que ceux-là donnent, et verbalement et par leur exemple, la confiance dans la science du médecin, etc., tout cela, avec les remèdes administrés bien plus sûrement et efficacement, frappe l'esprit du malade et prépare sa guérison.

Il est évident que l'isolement à la campagne est insuffisant, faute de tous les appareils et dispositions convenables qu'on rencontre dans les maisons de santé publiques ou privées.

RÉSUMÉ GÉNÉRAL

La mélancolie comprend deux choses distinctes :

1° L'*élément tristesse*. Le mélancolique présente une aptitude toute particulière à être triste; la tristesse est comme passée à l'état de chose essentielle à sa personne; elle fait en quelque sorte partie de lui-même, en dehors de tout ce qui pourrait la motiver.

2° Le *délire*, qui est de nature triste, plus ou moins fixe, partiel, embrassant un seul objet ou un petit nombre d'objets et plus ou moins apparent.

Elle a ses causes, ses symptômes, sa marche, etc., elle offre des lésions anatomiques.

C'est donc une maladie qu'on peut dire caractérisée *par un état de tristesse, avec délire de même nature, partiel, concentré sur un seul objet ou un petit nombre d'objets et plus ou moins apparent.*

Elle a son siége dans le cerveau. Elle est très fréquente, à ce point que je l'ai trouvée 108 fois sur 295 observations d'aliénés, c'est-à-dire dans les trente-six centièmes des cas environ.

J'ai divisé les causes de la mélancolie avec délire

d'après leur mode d'action, et non d'après leur nature qui ne me paraît pas être une base aussi sûre ni aussi facile à déterminer; je n'ai employé les subdivisions en physique et en morale qu'accessoirement, et pour la clarté de la description.

Les causes prédisposantes jouent un très grand rôle dans la production de la mélancolie.

Les causes efficientes ne peuvent guère l'engendrer sans le secours d'une des premières ou sans se réunir, dans le même but, plusieurs entre elles.

Les causes occasionnelles ne provoquent l'invasion que dans certaines conditions d'organisation morale ou avec le concours des autres causes.

L'hérédité exerce une énorme influence. Elle est directe ou collatérale, simple ou multiple, c'est-à-dire provenant d'un seul ou plusieurs parents, similaire ou non, c'est-à-dire identique ou non dans ses effets.

L'hérédité directe vient plus souvent de la mère que du père.

D'après le tableau que j'ai fait, on voit qu'elle serait du double de fréquence de celle du père.

L'hérédité collatérale maternelle est bien plus fréquente que celle du côté du père.

L'apoplexie, la tendance aux congestions cérébrales, l'ivrognerie, les névroses et même le tempérament nerveux, l'impressionnabilité excessive des parents sont aussi, quoique moins que l'hérédité proprement dite, des causes prédisposantes à la folie mélancolique, non seulement pour eux, mais aussi pour les membres de la famille qui en proviennent, soit directement, soit indirectement.

D'où il suit qu'on ne peut trop défendre le mariage entre jeunes gens issus d'une famille présentant des cas de folie ; qu'il faut se montrer très réservé, quand on est consulté sur l'opportunité d'une union entre ceux qui descendent de parents atteints d'apoplexie, de congestions cérébrales, ou enclins à l'ivrognerie, en proie à quelque névrose et même d'un tempérament très nerveux, avec une excessive impressionnabilité.

D'un autre côté, comme l'enfant tient de ses parents sous le rapport moral comme sous le rapport physique, il est évident que le meilleur moyen d'enrayer, et quelquefois même de faire disparaître les effets progressifs de l'hérédité, serait le croisement des races, ou d'unir un sujet plus ou moins entaché d'un vice héréditaire à celui qui ne l'est nullement.

J'en dirai autant pour toutes les prédispositions.

Le fanatisme religieux, source abondante de délire mélancolique, est moins répandu et moins puissant qu'autrefois, ainsi que les bouleversements politiques et les révolutions sociales qui ébranlent, et pour longtemps, le moral des peuples, prédisposent aux affections mentales par toutes les misères qu'ils provoquent ; mais ils sont, en quelque sorte, remplacés de nos jours dans leur funeste action prédisposante par une civilisation que caractérise l'ambition, la soif de l'or et des plaisirs, une activité fiévreuse.

Il est très important de donner à la jeunesse une instruction, une éducation et des mœurs convenables, c'est-à-dire de s'attacher non seulement à orner l'esprit, mais encore à former le cœur, à faire naître ou développer de bons sentiments, tout en rendant le jugement droit et solide, pour augmenter la force de résistance aux causes d'ébranlement moral.

On doit s'efforcer de ne donner à l'enfance et à la jeunesse que de bons exemples, d'éloigner d'elles une foule de productions littéraires malsaines, propres à faire aimer le vice, à engendrer le *tœdium vitæ*, le suicide, etc.

D'après le relevé que j'ai fait de 108 mélancoliques, la fréquence de l'invasion de la maladie, très rare avant 15 ans, va en progressant de 15 à 30 ans, et reste stationnaire de 30 à 45 ans; elle diminue alors considérablement, pour disparaître vers 65 ans.

Les différents âges prédisposent à la mélancolie par les dispositions morales et les maladies qui leur sont propres.

Il faudra donc surveiller jusqu'à 45 ans au moins les sujets prédisposés.

La femme doit rester dans son rôle, c'est-à-dire loin des périls, des fatigues et des luttes peu en rapport avec son organisation physique et morale, plus faible et plus impressionnable que celle de l'homme.

Je me suis attaché à rechercher quelle peut être l'influence des tempéraments.

Le tempérament bilieux passa très longtemps, et à tort, pour engendrer la mélancolie. Il est probable que l'on prenait pour lui une certaine habitude extérieure acquise chez les mélancoliques surtout à l'état chronique.

Le tempérament nerveux jouerait réellement un grand rôle dans cette maladie. D'après mon relevé portant sur 90 mélancoliques, les soixante-treize centièmes de ces malades le présenteraient à divers degrés.

Après l'élément nerveux, viennent l'élément lymphatique ou tempéré, dans les cinquante-deux centièmes des cas; puis l'élément sanguin et l'élément bilieux, dans les trente-trois à trente-quatre centièmes.

Le célibat et l'état de veuvage prédisposent à la mélancolie; mais ils exercent leur influence surtout chez la femme, qui ne peut pas se soustraire comme l'homme aux privations de la satisfaction du sens génésique et de toutes les déductions physiques et morales qu'il comporte.

Je me suis efforcé de savoir quelle peut être l'influence réelle des différentes professions dans la production de l'affection qui nous occupe. Pour cela, j'ai divisé les 108 malades de mes observations d'après leur profession : 1° sédentaires, semi-sédentaires, non sédentaires ; 2° en professions salubres et insalubres, plus ou moins ; 3° en professions à plus ou moins grands efforts musculaires. Je n'ai pu constater une influence bien sensible dans aucun de ces trois ordres.

Cependant, je suis porté à croire, avec divers auteurs, que les professions sédentaires, intellectuelles, de bureau, prédisposent à la mélancolie par les tracas, les soucis et les maladies des organes digestifs qu'elles occasionnent.

L'influence des climats et des saisons ne peut être rejetée d'une manière absolue, car il est des personnes qui subissent dans leur organisme et dans leurs dispositions morales l'action de toutes les variations de calorique et d'hygrométrie de l'air. Or, les saisons étant caractérisées par la prédominance plus ou moins accusée et permanente de tel ou tel état de l'air, exercent leur empire sur les dispositions morales.

Certaines âmes pieuses, timorées sont sans cesse à se reprocher les moindres fautes, et leurs scrupules, toujours croissants, se changent quelquefois en délire mélancolique, principalement là où l'instruction et la civilisation ont moins pénétré.

Il est donc très important de former les consciences d'une manière droite et large, en parlant plus encore de la bonté de Dieu que de sa justice et de sa colère, etc.

On ne peut trop blâmer les parents qui, par intérêt ou par orgueil, contrarient le goût, les préférences de leurs enfants à marier. Cependant les sentiments tendres paraissent moins vifs qu'autrefois, et les folies par amour aussi.

Il faut éviter les veilles trop prolongées, consacrées aux travaux de l'esprit; les travaux de cette nature quand on n'a pas les connaissances, les moyens requis qu'ils supposent, etc..... Malheur, sous ce rapport, à ceux qui sortent de leur sphère!.....

Mais il faut moins redouter encore les fatigues intellectuelles que les excès de boissons stimulantes, employées pour chasser le sommeil et exciter l'organe de la pensée.

Il est hors de doute que la mélancolie reconnaît souvent pour cause les chagrins domestiques, quelle qu'en soit la nature, la misère sous toutes ses formes, toute douleur morale légitime ou non, ou toute torture morale, causée par les passions ou les vices.

Le moral de l'enfant est passif, reçoit et conserve les impressions qu'on lui cause; un mauvais exemple, une scène émouvante, etc., suffisent parfois pour l'influencer et préparer longuement la mélancolie avec délire; on ne peut trop surveiller ses discours et ses manières devant les enfants.

Il est bien des personnes retraitées, retirées des affaires, qui ne peuvent supporter l'oisiveté relative où elles sont placées tout à coup. Elles tombent rapidement dans la dépression physique et morale, elles ont la *nostalgie des affaires,* elles languissent loin d'elles et deviennent mélancoliques. Elles devront donc se créer quelques occupations nouvelles.

On doit craindre, surtout chez les sujets prédisposés à la folie, les effets des maladies de l'encéphale, des boissons alcooliques, des stupéfiants, des lésions du sang et du cœur, des maladies de l'appareil digestif, de l'utérus, des fièvres graves, de la pellagre, de la transformation des névroses et principalement de l'hystérie, les excès vénériens, les pertes séminales prolongées, la continence forcée de trop longue durée.

Il faut chercher à prévenir, chez les sujets prédisposés aux affections mentales, toute sensation trop forte, capable de troubler le moral. Redouter les coups violents, les chutes sur la tête, l'insolation, etc.; tenir compte de l'état cataménial, de grossesse ou puerpéral.

L'attentat à la pudeur, outre qu'il menace la femme de perdre son bien le plus précieux, l'expose à tomber dans le délire mélancolique ou autre, par l'effet de la frayeur mêlée de honte.

La mélancolie a ordinairement sa période prodromique, plus ou moins longue, qui n'est souvent que l'exagération des tendances morales, du caractère mélancolique, soupçonneux du sujet.

Des craintes, des soupçons, fondés ou imaginaires augmentent en nombre et en intensité, et le malade, après avoir lutté contre eux, finit par céder et perdre la raison.

Le délire surgit avec un cortége de symptômes plus ou moins constants et plus ou moins simultanés.

Il est plus ou moins fixe, de nature triste, partiel; mais l'ordre d'idées qu'il embrasse varie selon les cas : ce sont ordinairement l'honneur, la santé, la vie, la fortune, la crainte de l'enfer, la damnation qui en font les frais, soit pour le compte du mélancolique, soit pour celui des autres.

Ces idées tristes peuvent surgir de toutes pièces dans l'esprit, n'être que de simples conceptions délirantes; mais le plus souvent, elles sont engendrées par des hallucinations des sens et des illusions.

L'illusion qui suppose une impression réelle, est interne, si elle affecte les organes intérieurs; externe, quand elle part de quelqu'un des cinq sens.

L'hallucination est un phénomène qui se passe en dehors de la présence de tout ce qui peut tomber sous les sens et les provoquer. Elle marche souvent de front avec les illusions et, comme elles, elle est interprétée par le mélancolique dans le sens de son délire.

On ne peut guère concevoir l'hallucination qu'avec la double intervention des sens et de la pensée. Dans certains cas, le rôle de l'intelligence semble se borner à l'interprétation erronée des impressions maladives des sens; mais dans d'autres, sous l'influence de l'activité anormale de certaines de ses facultés, elle crée elle-même l'hallucination. Les hallucinations des mélancoliques sont, d'ordinaire, le résultat de l'hypéresthésie, de la disposition aux interprétations maladives.

Les hallucinations qui sont de beaucoup les plus fréquentes dans la mélancolie sont celles de l'ouïe; puis viennent, par ordre de fréquence, celles de la vue, du tact, de l'odorat et du goût.

Les hallucinations de l'ouïe sont très variables : quant à leur nature : les voix blâment, injurient ou louent et encouragent; elles viennent des vivants ou des morts, des hommes ou des êtres surnaturels; — leur direction : elles sortent tantôt du sol, tantôt de la muraille, quelques-unes d'en haut; — leur persistance : elles sont d'abord rares, surtout le jour aussi bien que la nuit; — leur netteté : elles sont quelquefois très nettes avec un timbre *sui generis*, ou mal déterminé, elles ont celui d'une personne connue ou non; — le degré de conviction qu'elles entraînent : le malade doute d'abord, puis il finit par croire à ces voix.

Les hallucinations de l'ouïe sont quelquefois doubles (Voir Observation IV.)

Elles diminuent avec l'état aigu et dans la démence.

Les hallucinations de la vue naissent d'une manière plus ou moins soudaine, varient avec les tendances délirantes du malade.

Elles sont, pour le plus grand nombre, simples quant aux éléments qui les composent; mais il en est qui *font tableau*, phénomène beaucoup plus rare, moins bien dessiné dans les hallucinations de l'ouïe.

Les hallucinations du tact sont encore assez fréquentes chez les mélancoliques; celles du goût et de l'odorat, plus rares et difficiles à apprécier.

La mélancolie se complique souvent de tendances à la violence, à l'homicide, au suicide, à l'incendie; d'instincts dépravés, de refus d'aliments; j'ai trouvé dans un cinquième des cas des idées de suicide.

On voit souvent des troubles des fonctions digestives, de la circulation cérébrale, de la sensibilité, souvent augmentée, quelquefois pervertie ou diminuée.

L'habitude extérieure est celle de la tristesse et de l'abattement, quelquefois de la stupeur.

La mélancolie présente plusieurs formes, les principales sont : 1° la mélancolie généralisée, 2° le délire mélancolique partiel, comprenant : la première, la mélancolie simple, la mélancolie anxieuse, la stupidité; le second, le délire hypochondriaque, les idées de persécutions; la forme religieuse, les idées de grandeurs et de réforme, les idées romanesques et érotiques, etc.

La marche est généralement lente comme celle de toutes les affections mentales en général. — La mélancolie aiguë est forcément de courte durée, car autrement la mort arriverait par l'épuisement nerveux, si elle n'était pas dévancée par le suicide.

La mélancolie subaiguë a une marche rémittente ou intermittente. Cette dernière est composée de périodes de dépression et d'excitation séparées ou non par un intervalle lucide.

Les mélancoliques rejettent d'abord les idées délirantes; puis, vaincus par elles, ils les acceptent, en éliminent certaines, en ajoutent d'autres au canevas pour l'orner; préparent les réponses à faire à toutes les objections; enfin, le délire devient fixe, systématique et comme stéréotypé.

Si la maladie se prolonge beaucoup, elle se termine par la démence confirmée, précédée d'une usure intellectuelle progressive. Mais avant d'en arriver là, elle subit souvent diverses transformations : au délire primitif se joignent des idées de grandeurs plus ou moins bien accusées; c'est alors que l'on a des princes et des monarques, des saints et des dieux, etc.

En même temps que l'intelligence baisse peu à peu, la physionomie perd son empreinte de tristesse et se met en harmonie avec les idées délirantes nouvelles du malade.

Le diagnostic de la mélancolie est assez facile. Il s'établit :

1° Sur les renseignements fournis par la famille, la cause présumable. Il faut attacher une énorme importance à l'hérédité directe ou indirecte; tenir grand compte des tendances apoplectiques, de l'ivrognerie, du tempérament, des dispositions morales des parents, et, plus encore, des antécédents et des tendances du sujet.

2° Sur l'examen direct du malade, son habitude extérieure, la nature de ses idées.

Les monomanies suicides, homicides, incendiaires ont quelque chose d'instinctif, de soudain, d'irrésistible, qui n'existe pas dans les tendances de même nature qui compliquent souvent la mélancolie. L'hypochondrie simple diffère des idées hypochondriaques de la mélancolie, en ce que ces dernières s'accompagnent d'une disposition générale à la tristesse, d'un véritable délire d'idées ou de sentiments.

Sa durée varie de quelques jours à de longues années.

La guérison est assez fréquente, mais les rechutes sont faciles; quand la mort arrive, c'est généralement à la suite d'une maladie accidentelle, ou bien elle est provoquée par le suicide ou le refus d'aliments.

La démence précède souvent la mort.

J'ai fixé mon attention sur le pronostic de la mélancolie. Il est toujours grave et sa gravité dépend :

1° *De la cause.* — Il est évident qu'il faut attacher une grande importance aux causes, à leur nature, à leur intensité, à leur durée, au concours qu'elles se prêtent. Plus la cause ou les causes prédisposantes ont été de mauvaise nature, intenses, prolongées, moins l'intelligence sera forte pour y résister, plus il y aura de complicité entre elles pour amener l'invasion, plus aussi le pronostic sera grave. Il le sera surtout, s'il y a hérédité ; car alors l'individu a des dispositions toutes particulières qui n'attendent que la moindre cause pour le faire délirer.

2° *De la nature de la maladie et des symptômes.*— La présence des tendances au suicide, dans près d'un cinquième de cas d'après mes observations, le refus de manger, bien plus fréquent encore, et parfois prolongé avec une opiniâtreté que rien ne peut vaincre, offrent un danger pressant; l'état hallucinatoire, sans trêve ni repos pour le malade, ses préoccupations anxieuses sont une complication fâcheuse, en ne laissant à son esprit ni le temps, ni la force de réagir dans un sens favorable à la guérison.

Plus le délire est fixe et à l'état de systématisation, plus le pronostic est grave. La mélancolie à forme raisonnante, ou à prédominance d'idées de religion et de grandeur, est d'une cure difficile.

Les individus qui se disent des saints ou des dieux, des princes ou des monarques, guérissent fort rarement. Il en est de même pour ceux qui se figurent que leur corps a subi diverses transformations, qu'ils ont des reptiles, des anguilles ou des sangsues dans le ventre, ou des araignées dans la tête, etc.

3° *De la marche.* — Si, quand l'état aigu a cessé, dans les périodes de rémissions, on voit persister les hallucinations ou des illusions, comme par une sorte d'habitude; si on voit s'établir avec une assez grande régularité certains phénomènes qui se reproduisent exactement les mêmes, et à longs intervalles; comme dans les intermittences avec alternative de dépression et d'excitation, il faudra porter un pronostic désavantageux, et favorable, au contraire, si les périodes de rémissions sont très courtes. Enfin, il faudra craindre la démence, s'il y a abaissement lent et progressif de l'intelligence, et une dépravation des actes instinctifs qui n'avaient pas coutume de se manifester.

On a rarement l'occasion d'autopsier des cadavres de mélancoliques.

J'ai réuni les résultats de sept nécropsies, je les ai données détaillées après l'exposé général de ceux que l'on rencontre ordinairement.

Dans l'état actuel de la science, la mélancolie ne paraît pas avoir de liaisons anatomiques propres, pathognomoniques.

J'ai abordé timidement la question de la cause prochaine : 1° le cerveau n'est que l'instrument de la pensée; 2° nous ignorons le lien qui unit le cerveau à la pensée; 3° on ne peut que supposer la nature de ce rapport, tant à l'état de santé qu'à l'état pathologique; 4° la lésion de l'intelligence suppose la lésion du cerveau; mais nous n'en connaissons pas encore qui soit propre, essentielle à la mélancolie, car on ne trouve pas une lésion constante et toujours identique à l'autopsie, etc.

L'*élément tristesse* est produit par l'action intense et prolongée de la cause sur la partie de l'encéphale destinée à recevoir les impressions affectives; cette partie nerveuse réagit fortement et longuement sur les organes destinés à l'expression passionnelle.

Le *traitement moral,* bien dirigé, doit dominer; mais on ne peut combattre les troubles fonctionnels physiques, causes ou résultats de cette maladie, que par des moyens physiques.

Le *traitement physique* ne doit donc pas être négligé dans la mélancolie, où il peut rendre de grands services au médecin qui sait l'employer convenablement.

APPENDICE

OBSERVATIONS

DE

DIVERSES VARIÉTÉS DE MÉLANCOLIE

Observation I.

MÉLANCOLIE, DÉLIRE LONGTEMPS DISSIMULÉ.

Sommaire. — Accès de fureur, tendances au meurtre, état mélancolique, dépression, morosité, brusquerie dans les manières, refus d'aliments, quelques légers soupçons bientôt disparus, air dissimulé, regard incertain; puis, aveu d'un état hallucinatoire avec idées de persécutions et de grandeurs.

E... (Jules), âgé de vingt-huit ans, entré à l'asile en novembre 1868, taille de 1 mètre 62 centimètres, cheveux et sourcis châtains, yeux gris, teint pâle, constitution assez faible, tempérament nervoso-lymphatique, bonne conformation, motilité et sensibilité normales, ouvrier ébéniste, marié, sachant lire et écrire, caractère soupçonneux.

Le certificat médical qui a motivé son admission porte : « Atteint de lypémanie, de tendances au suicide et à l'homicide. Il a donné des coups à sa belle-mère et l'a mise dans un état fort grave, pendant un accès de fureur ; il menace à chaque instant de tuer sa femme à peine délivrée de ses couches, et son enfant qui n'a pas encore huit jours. »

A son arrivée, je l'ai trouvé dans une période de rémission, et seulement un peu déprimé. Mais il se montre, dès le lendemain, en proie à une mélancolie intense, avec refus de prendre de la nourriture; il dit s'ennuyer beaucoup, et demande sa sortie. Cependant il se décide à manger, d'une manière régulière, une huitaine de jours après, quoique le trouble mental me paraisse fortement accusé. — Sur la fin de décembre, E... présente une légère amélioration : ses manières, d'abord très brusques, deviennent plus souples et plus polies, son humeur un peu moins maussade. Il demande toujours instamment à s'en aller. En janvier 1869, le malade se montre encore rude dans ses allures, maussade et peu poli, ne daigne pas se lever quand le médecin lui parle; il est de mauvaise humeur; les traits sont contractés, le regard sombre et inquiet, l'air triste et mécontent. E... désire voir sa femme et son enfant, dont je l'entretiens. Interrogé par moi sur les actes de violence auxquels il s'est livré chez lui, il nie tout et dit ne pas comprendre ce qui l'a amené dans cette maison. « C'est, sans doute, dit-il, la jalousie des ouvriers de mon atelier, qui ont cherché à mettre le désordre dans mon ménage. » Il accuse sa femme qu'il croit coupable, cependant il n'affirme rien. Je lui demande s'il désire la voir; il me répond qu'elle n'a que faire ici; que, du reste, il fera mieux de la quitter; et quand je lui rappelle sa qualité de père, il ajoute : « Eh bien ! je prendrai l'enfant avec moi; mais je veux absolument sortir d'ici. » En un mot, E... est soupçonneux, inquiet, et ses facultés affectives me paraissent affaiblies. Le 7, il semble cacher soigneusement ce qu'il pense, et veut partir. Vers le 12, il y a de l'amélioration; le malade répond plus volontiers aux questions que je lui adresse, quoiqu'il se montre peu poli dans ses manières. Le 18, il paraît abandonner ses soupçons sur sa femme. S'il ne désire pas qu'elle vienne, c'est qu'il aime mieux aller la retrouver prochainement. Un aliéné que j'interroge à son côté me répond fort mal, il me dit que son père ne le regarde pas, qu'il n'a pas à s'intéresser à lui, qu'il en a fini avec son père, etc..... Je demande à E... (Jules) s'il trouve cela bien, et il me répond avec une conviction très évidente : « Ma foi non, ce n'est pas ainsi que l'on parle de son père. »

Le 21, à ma visite, il s'offre à moi morose et mécontent, demande sa sortie avec une insistance et des termes qui dénotent du trouble de l'intelligence. Le 22 au matin, lorsque je lui adresse la parole, il dit avec beaucoup d'humeur : « Ça m'embête d'être toujours comme çà. » On l'engage à aller à la promenade. « Ah! répond-il, je me fiche bien de me distraire, je veux ma sortie. »

Jusque-là le délire est dissimulé par le malade, qui s'efforce de nous laisser ignorer ce qui se passe en lui.

Mais la scène va bientôt changer, car, dès le soir du même jour, les idées de persécutions imaginaires jointes à celles de grandeurs surgissent durant une longue conversation que j'ai avec lui. En effet, E... a le secret de faire venir le soleil, me dit-il, après beaucoup d'hésitations et dans un langage obscur; il se passe en lui des choses extraordinaires : « D'abord, ajoute-t-il en se retournant vers moi avec prétention, c'est moi qui ai fait les chambres législatives. » Je le presse de me faire comprendre ce qu'il entend par là; et je m'aperçois qu'il se prend pour un grand personnage; s'il ne rend pas clairement son idée, c'est qu'il manque d'instruction. Il a des illusions internes des plus bizarres, et des hallucinations : toute l'Europe a passé dans son corps, il entend toutes sortes de voix dans son cœur, même la mienne, quand je suis loin de lui et chez moi. On lui a dit que l'empereur, mis au courant de toutes les souffrances qu'il éprouve, va lui donner un bureau de tabac, etc.

Le lendemain de mon entretien avec lui, E... se montre plus content, sa physionomie semble indiquer qu'il se trouve soulagé d'un grand poids depuis la confession qu'il m'a faite. Il est à peu près de même les jours suivants jusqu'au 28, date à laquelle je lui demande si on le laisse tranquille, et reçois la réponse suivante, faite d'un air défiant et d'un ton mal assuré : « On continue toujours ces manœuvres-là sur mon corps.... ça ne me plaît pas, moi..... je crois que j'ai un démon dans le corps.....

D. — Comment çà ?

R. — Eh bien, oui ! pour comprendre tout ce que j'éprouve..... je n'ai pourtant jamais fait de mal à personne, moi..... ce matin encore un gardien m'a donné un grand coup de poing sur la tête et un coup de pied dans les reins lorsque je descendais du dortoir. » — E... est tout bouleversé, ses réponses se font à demi-voix et entre les dents; son air est inquiet, l'œil clignotant, le regard incertain. Il est inutile d'ajouter qu'aucun coup ne lui avait été porté, et que la personne accusée fut fort surprise quand je lui en fis part.

L'état de ce mélancolique reste à peu près le même jusqu'au 20 février : E... a toujours des illusions internes et des hallucinations auxquelles il ajoute foi.

Remarque. — Le malade avait été en proie à un accès de fureur avec tendances au meurtre et au suicide; mais à son arrivée, il se présente dans une période de rémission; il est seulement un peu déprimé. Dès le lendemain, il est triste et mécontent, réclame sa sortie, et refuse de manger pendant plusieurs jours; ses manières sont brusques pendant un certain temps et ses réponses peu polies; mais on ne remarque aucune idée délirante. On pourrait encore se demander si tout cela n'est pas l'effet naturel de l'ennui, de l'indignation de se voir enlevé à sa famille et renfermé; d'autant plus qu'il nie formellement les actes de fureur auxquels il s'est livré chez lui. Le 15 janvier il accuse, mais timidement, les ouvriers de son atelier de lui être hostiles, et sa femme de ne pas être convenable envers lui. Mais n'est-ce pas là encore une accusation en l'air, sans portée dans son esprit et prononcée dans le dépit de se voir renfermé? Cependant on voit que ce malade cache quelque chose, qu'il évite avec le plus grand soin de me dire ce qu'il pense; son air dissimulé fait que je me tiens sur mes gardes et, quoiqu'il semble, quelques jours après, avoir abandonné ses soupçons et m'expliquer naturellement son refus de voir sa femme dans cette maison ou de lui écrire, je m'attends de jour en jour à voir éclater le délire, caché derrière ce masque de mauvaise humeur, d'incertitude dans les allures, de brusquerie dans les manières et de réponses évasives ou peu précises.

Aussi, le 22 du même mois, E... me fait part de tout ce qui se passe en lui, de ses hallucinations de l'ouïe, de ses illusions internes et externes, de ses idées de persécutions et de grandeurs encore mal déterminées dans son esprit. Puis, le 28, il éprouve une aggravation dans son état; il vient d'avoir une hallucination de la vue et du tact; cet état hallucinatoire, uni aux illusions sans nombre et les plus bizarres, lui donne à réfléchir, et il serait tenté de croire, pour s'expliquer ces phénomènes extraordinaires, que son corps est possédé du démon. Il y avait longtemps, sans doute, que notre malade éprouvait des illusions et des hallucinations quand il m'en a parlé; mais il se faisait violence pour ne pas les laisser soupçonner. Ce n'est que pressé par la force de ses sensations qu'il me dévoile le triste état de son moral.

Nous avons là un très bel exemple de la dissimulation de certains mélancoliques, et nous voyons combien il faut prendre de précautions quand il s'agit de se prononcer sur leur état mental.

Observation II.

MÉLANCOLIE ANXIEUSE.

Sommaire. — Pertes considérables d'argent, d'où gêne dans le ménage. — Pertes d'enfants, fièvre grave. — Agitation maniaque avec tendances à la violence et au suicide. — Mélancolie anxieuse, idée fixe que sa femme est en danger.

H... (François), âgé de cinquante-huit ans, ancien douanier, marié, taille de 1 mètre 75 centimètres, bonne conformation, chèveux noirs grisonnants, peau bronzée, tempérament bilieux; sachant lire et écrire, éducation morale ordinaire.

Le malade a perdu depuis peu d'années ses trois enfants et quelques sommes d'argent assez importantes. Il y a six mois, il s'est jeté à l'eau dans un moment de désespoir. Dans les derniers jours qui ont précédé son arrivée, pris d'un accès d'agitation et de fureur, il a tenté de se précipiter par la fenêtre et frappé brutalement sa femme, qui lui prodiguait les soins les plus tendres.

A son entrée à l'asile, le 1er mai 1868, X... n'est plus porté à la violence, mais encore surexcité. Il présente à mon observation une anxiété extraordinaire, sa physionomie porte l'empreinte de la tristesse la plus profonde : le regard est fixe et inquiet, les traits crispés, ramenés sur la ligne médiane, le front plissé, les ailes du nez agitées, la tête sans cesse en mouvement à droite et à gauche et un peu penchée, les gestes très précipités ou langoureux, la démarche incertaine. X... semble entendre et écouter des voix ou des bruits qui lui arriveraient de divers points. Il pleure, crie et se lamente, répétant sans cesse : « Eh mon Dieu ! où est ma femme, ma pauvre femme..... ils l'ont prise... Ah ! je la vois, je l'entends, on lui fait du mal, on me la tue, ma pauvre chère épouse... Ah ! mon Dieu ! ils me l'ont brûlée. » La santé physique laisse beaucoup à désirer; il est atteint de catarrhe des bronches et d'emphysème pulmonaire; les battements du cœur sont très forts et tumultueux; l'appétit mauvais et les nuits sans sommeil; les jambes enflées et la figure bouffie.

Le 19 mai, même état hallucinatoire et mêmes conceptions délirantes. Tout le mois de juin se passe dans l'inquiétude, les plaintes et souvent les larmes et les sanglots; à chaque instant du jour, le malade réclame sa femme, sa pauvre femme; il demande à tout le monde si elle n'est pas morte. Le 14 août, sa femme vient le voir; mais aussitôt qu'il l'aperçoit, il s'agite et s'irrite contre elle, il la frapperait si le gardien ne l'empêchait. Cependant le lendemain il recommence ses lamentations, redemande à grands cris sa femme, sa pauvre femme, et soutient qu'il ne lui a jamais fait ni voulu faire aucun mal. Tout le reste du mois, il adresse les mêmes demandes sur un ton dolent, en poussant de profonds soupirs et dans l'attitude de l'abattement.

En septembre, malgré la scène du parloir au mois dernier, X... continue à réclamer incessamment sa femme, sa pauvre chère épouse; il la croit morte, il veut toujours lui écrire de venir le voir si elle n'est pas brûlée vive, etc. Cet état dure le reste de l'année. Sur la fin de décembre, le malade entre à l'infirmerie pour y être traité de fortes palpitations et d'accès d'étouffement. Quelques évacuants unis aux expectorants le soulagent promptement, et il retourne à son quartier. Le 4 janvier 1869, il me dit avoir reçu d'un malade un violent coup de poing sur la tête, en avoir été étourdi et qu'il en souffre encore. Mais d'après l'enquête il n'en est rien; il a sans doute éprouvé une hallucination du tact. Le soir du même jour, il présente un commencement de conjonctivite palpébro-oculaire. Quant à son état mental, il est un peu plus satisfaisant, il y a moins d'anxiété. A la visite du 6, on me dit que le malade a craché du sang en assez grande quantité. Je veux l'ausculter, mais il éprouve une crainte très vive à mon approche, se retourne brusquement et avec une sorte de violence, quand je pose l'oreille sur la poitrine. « Que me voulez-vous, me dit-il, je n'entends pas qu'on me touche. » Il paraît croire qu'on lui veut du mal. Je lui ordonne des opiacés, des astringents et des révulsifs cutanés.

Le 7 au matin, X... est très docile, moins inquiet, moins oppressé; il a craché du sang hier comme le jour précédent. Mêmes prescriptions. Le 8, tous les accidents du côté de la poitrine ont disparu.

Le 14, le malade présente de nouveau une conjonctivite assez forte, qu'il aggrave en se lavant les yeux avec de l'urine; je le fais passer à l'infirmerie, où il se montre assez calme, excepté au moment de mes visites, durant lesquelles il se plaint beaucoup de sa position, « loin de sa femme qui est peut-être morte, » etc. Le 18, il recommence ses lamentations avec le même air anxieux, quoiqu'il ne délire pas autant ni aussi souvent. Le 19, il s'excite et demande sa femme à grands cris ; il croit qu'elle n'est plus chez elle et, sur ce qu'on lui affirme qu'elle s'y trouve, il reprend : « Où est ma femme, ma pauvre femme? Enfin, je vous en supplie, laissez-moi la voir, etc. »

Le 20 et le 21 janvier, il se montre assez calme; mais dans la huitaine qui suit, il parle encore de sa pauvre femme.

Somme toute, depuis deux mois, il paraît moins en proie à l'anxiété.

Le 3 février au soir, je lui parle et je le trouve beaucoup mieux qu'à l'ordinaire; il me raconte ses malheurs que je connais déjà : étant jeune homme, il vit un jour un de ses camarades d'enfance, un douanier comme lui, qui venait de remettre sa commission et de remplacer pour le service militaire. En ami dévoué, X... cherche à lui faire reprendre sa commission, et sur son refus, il voulut bien se rendre caution et recevoir en dépôt la somme de 1,800 fr., prix du remplacement. Tous les trois mois, X... portait 100 écus à la Caisse d'épargne, et avait ainsi placé 1,200 fr. quand on força sa cassette et on lui vola le reste de la somme confiée, ainsi que ses effets. Les recherches de la police restant infructueuses pour cet argent, il écrivit aussitôt à son camarade de prendre une hypothèque sur son bien à venir de ses parents pour la valeur de cette somme; ce qui fut fait. Cependant, le malheureux dépositaire se vit retenir pendant douze ans le cinquième de son traitement, jusqu'à ce qu'il eût payé le tout. Il ne s'était pas encore acquitté quand il se maria, et ne voulut pas en parler à sa future de peur de la faire renoncer à leur union. Il emprunta à des juifs jusqu'à 15 et 20 fr. du 100 par trimestre... Quand tout fut soldé, son chargé d'affaires négligea, paraît-il, de retirer les pièces; de sorte qu'il fallut payer deux fois : tandis que son camarade prenait 600 fr. sur son bien, il était obligé, lui, d'emprunter d'une manière ruineuse pour verser pareille somme en mains tierces. On comprend quelle gêne il ressentit pendant de longues années; combien il a dû se priver lorsqu'il se vit père de trois enfants. « Heureusement que sa brave et digne femme lui gagnait passablement d'argent. » — Outre cette peine cuisante de tous les instants, ce pauvre douanier eut la douleur de perdre, coup sur coup, ses trois enfants : une petite fille de cinq ans, une autre de deux et son petit garçon, qui avait déjà onze ans.

Il fut atteint, il y a environ un an, d'une fièvre typhoïde dont il ne s'est jamais bien remis, et à la suite de laquelle il lui est survenu des abcès sous la mâchoire; la tête lui est restée enflée, endolorie et pas complètement dégagée, suivant ses propres expressions.

Le 8 février, l'amélioration persisfe. Le 10, il demande d'écrire à sa femme et d'aller travailler à la cuisine, ce qui lui est accordé. Du 10 au 25, l'état mental devient encore meilleur.

Réflexions. — Nous assistons, en quelque sorte, à la préparation de l'invasion du mal, à l'action intense et prolongée de la cause qui use les ressorts du cerveau et sa force de résistance : un pauvre douanier, pour obliger un camarade d'enfance, reçoit de lui un dépôt considérable d'argent; mais on lui vole 600 fr. de cette somme et ses effets. On comprend le chagrin qu'il en éprouve, son inquiétude extrême de passer pour un dépositaire infidèle; aussi écrit-il aussitôt à son ami de prendre hypothèque sur son bien. Cependant on lui retient le cinquième de son faible traitement jusqu'au complet remboursement. Tant qu'il fut garçon, la peine était moindre; il n'y avait que les pertes d'argent et les retenues supportées, en somme, sans trop de difficultés. Mais un jour, X... veut se marier, il a fait la connaissance d'une bonne et honnête personne et désire l'épouser. Nouveau sujet de chagrin, par rapport à cette somme perdue, car peut-être sera-t-il refusé s'il l'avoue à sa prétendue.

L'amour l'emporte, X... garde son secret et se marie; mais ce secret, il est bien cuisant pour lui, car il aime sa femme et, maintenant qu'il n'a plus peur de la perdre par un aveu, il lui en coûte beaucoup de lui cacher quelque chose. Cependant, se dit-il, elle va peut-être m'en vouloir de l'avoir ainsi en quelque sorte trompée..... Non, je ne lui en parlerai pas. C'est ainsi qu'il est ballotté pendant des années entières dans l'incertitude de la conduite qu'il doit tenir à ce sujet, à l'égard de sa femme qu'il voit se donner beaucoup de mal pour lui aider à soutenir le ménage.

Mais la famille arrive, les charges augmentent, il est obligé d'emprunter, et il le fait à un taux ruineux..... Il a remboursé, et se croit à son affaire, comptant sur le bien qui doit lui revenir. Hélas ! nouveau chagrin : on a si mal conduit les choses, qu'il paie deux fois ce qu'il doit..... De sorte que ce brave homme, très rangé, désireux d'amasser quelques ressources pour ses vieux jours, passe sa vie dans la gêne pour avoir voulu rendre service à un ami. Cependant, à force de travail et de bon ordre, la famille s'élève; X... a trois enfants qui seront le soutien de sa vieillesse. Mais Dieu, dont les desseins sont impénétrables, en a décidé autrement: X..., l'honnête homme, doit être frappé dans ce qu'il a de plus cher, il perd ses trois enfants coup sur coup!

Après tant de secousses morales, faut-il s'étonner qu'une fièvre grave soit une cause efficiente suffisante pour faire éclater la mélancolie avec délire? L'idée dominante de cet infortuné dans son ménage c'était sa femme..... Cette idée revient amplifiée dans sa mélancolie anxieuse : sa femme, toujours sa femme est présente à ses yeux.

Observation III.

MÉLANCOLIE A FORME RELIGIEUSE, STUPIDITÉ.

Sommaire. — Excitation maniaque rémittente. — Mélancolie avec accès de fureur et idées de suicide très prononcées. — Délire religieux et état de stupeur qui dure des mois entiers, sauf quelques moments de relâche. — Refus fréquents d'aliments.

M. X... (Jacques), admis le 29 septembre 1868, âgé de trente-sept ans, marié, négociant, taille de 1 mètre 70 centimètres, bonne conformation, constitution assez faible, tempérament nervoso-lymphatique, mobilité et sensibilité assez grandes, intelligence ordinaire, instruction et éducation assez développées.

Ce malade a fait, dans une maison de santé d'où il sort, un séjour de trois mois pour y être traité d'un accès de manie qui, après deux rémissions à courts intervalles, dégénéra en lypémanie suicide avec fureur.

A son arrivée, M. X... offre les caractères d'une lypémanie très intense; il pleure, se lamente, ne parle pas, ou prononce à voix basse des paroles inintelligibles. Il a une large plaie au genou droit, et une autre beaucoup plus petite, presque cicatrisée, au genou gauche. Ces plaies seraient le résultat des fréquentes génuflexions que faisait le malade dans ses paroxysmes de délire religieux.

Durant tout le mois d'octobre, M. X... reste constamment couché sur le dos, dans la même posture : jambes fléchies, genoux et bras élevés, mains et doigts étendus et appliqués les uns contre les autres par leur face palmaire, les yeux fixes, tantôt largement ouverts, tantôt presque fermés, les traits immobiles, dans l'attitude de la prière ou de l'extase; souvent, marmottant à voix basse des mots débités avec volubilité; souvent pleurant ou poussant des cris plaintifs, sans autre motif apparent que celui fourni par son délire. Il est amaigri et refuse souvent la nourriture.

1869. Le 6 janvier, je trouve depuis quelques jours M. X... assis pendant la visite, immobile, la tête penchée fortement à droite, les yeux fermés, les traits tirés, la figure impassible, les mains jointes comme précédemment, ou croisées l'une dans l'autre. Il ne dit rien, paraît étranger à tout ce qui se fait autour de lui; s'il parle quelquefois dans la journée, c'est uniquement pour demander, en moins de mots possible, ce dont il a besoin. Cependant, il se promène quelquefois un peu dans la cour.

Le 10 janvier, M. X... présente à la visite une attitude à peu près la même; mais il a parlé et pleuré hier dans la journée. Je l'interroge; il se met à pleurer et à se plaindre amèrement : « N'est-ce pas malheureux, dit-il (dans des sanglots qui étouffent ses paroles, je crois entendre ces mots), de n'*avoir plus de tête!* » J'insiste; il répète à peu près les mêmes mots, dans les mêmes sanglots. Fort désireux d'apprendre ce qui s'était passé en lui pendant la durée de son état de stupeur, je charge ceux qui prennent soin de sa personne de l'interroger doucement, à plusieurs reprises, et de me rapporter ce qu'il aurait dit; mais toute tentative reste inutile. Le soir, il s'est promené, s'est montré plus animé qu'à l'ordinaire; mais on n'a pu en tirer aucun renseignement sur ce qu'il éprouvait dans sa stupeur; les quelques questions que je lui adresse restent sans réponse.

Le lendemain, il a repris sa pose et son état ordinaires; il a de nouveau les mains jointes, la tête tournée vers l'épaule droite et un peu inclinée, les yeux fermés, les traits impassibles, et son immobilité est tellement complète, qu'on croirait presque à un cadavre.

Le 19 janvier, M. X... est alité; on le croirait privé de vie, si ce n'était le souffle léger qui s'échappe de sa poitrine, et le pouls qui est d'une lenteur remarquable. Le malade est dans le décubitus dorsal, le teint blême, les yeux fermés ainsi que la bouche, le visage toujours impassible, dans le silence le plus absolu. La plaie du genou droit, guérie depuis quelque temps, a reparu. Il mange assez volontiers, mais très peu à la fois. Hier, il a vu sa femme et l'a fort bien reçue, lui a demandé avec une sorte d'inquiétude si elle n'était pas remariée, et de lui faire voir son alliance et la clé de son logement, afin de s'en assurer. Elle les lui a montrées, et il en a paru très content. Il voulait sortir et s'en retourner chez lui, et, sur ce que sa femme lui objectait sa faible santé, il se leva vivement et dit : « Vois comme je suis fort! » Enfin, il l'a embrassée tendrement au départ comme à son arrivée. Quand elle s'éloigna avec sa domestique, il lui cria : « Prie Dieu pour moi! » puis il retomba dans son état habituel de mutisme et de stupeur.

Le 21 janvier, il est alité, immobile et insensible à tout, même quand on cautérise fortement les bourgeons charnus de la plaie du genou avec le crayon de nitrate d'argent.

Le 22, décubitus dorsal, immobilité, yeux grandement ouverts, regard fixe, bras le long du tronc et mains ramenées sur le ventre ainsi que les jambes, insensibilité qui paraît complète; cependant, quand on le cautérise, je remarque par trois fois un clignotement des paupières.

Du 22 janvier au 1er février, l'état est à peu près le même : décubitus, immobilité et mutisme. Le premier du mois, à la visite du matin, le malade est levé; on parvient à lui faire tenir les mains dans ses poches et dans tout autre sens que jointes pour la prière; il semble qu'il s'opère un peu de détente, que l'état spasmodique est en partie disparu.

Le 2 et le 3 février, le malade reprend ses poses premières aussitôt qu'il ne se sent plus surveillé, il ne parle pas, mais il mange volontiers; en somme, il s'est produit une légère amélioration dans son état mental.

Réflexions. — Dans cette observation, le délire religieux, très intense, se complique d'idées de suicide, de refus d'aliments et d'un état de stupeur des plus complets. Le malade paraît en quelque sorte étranger au monde extérieur, ne plus vivre que de la vie purement végétative; l'intelligence, chez lui, semble entièrement absente, et c'est à peine si les instincts se font aussi vigoureusement sentir que chez les idiots.

M. X... est-il donc un dément? Non, et c'est là un fait de plus en faveur de l'opinion de M. Baillarger démontrant, par des observations nombreuses, que l'aliéné mélancolique plongé dans la stupidité ou la stupeur conserve son intelligence, dont les manifestations extérieures sont seulement entravées par une force intérieure, etc. M. X... a conservé ses facultés intellectuelles et morales; il l'a bien montré quand sa femme est venue le voir, lorsqu'il lui a parlé et donné des marques de son affection.

Mais ces quelques mots : *c'est malheureux de n'avoir plus de tête,* échappés de sa bouche au milieu des sanglots et que j'ai cru saisir le 10 janvier, peuvent nous donner la clé de son mutisme et de son état spasmodique habituels; il est sans doute sous l'influence d'une illusion ou d'un état hallucinatoire qui l'empêche de parler et d'agir.

Observation IV.

MÉLANCOLIE, OBSESSION DÉMONIAQUE.

Sommaire. — Mère aliénée, éducation religieuse des séminaires. — Idées de possession démoniaque, hallucinations doubles de l'ouïe : le démon commande de tuer, Dieu défend de le faire; lutte des deux esprits dans la tête du malade, qui casse et brise pour satisfaire le démon et se débarrasser de ses importunités. — Alternatives d'excitation et de mélancolie, prédominance de cette dernière. — L'intelligence baisse, la démence se confirme. — Mort dans le marasme dix ans après l'entrée. — Autopsie.

G... est âgé de vingt-deux ans, sans profession, célibataire, de petite taille, bien constitué, d'un tempérament sanguin modifié par l'élément lymphatique. Le certificat du médecin demandant son admission porte ce qui suit : « Ce jeune homme, intelligent, se destinait à la prêtrise; mais ce genre d'éducation bouleversa tout à fait ses idées, au point que bientôt il se crut en rapport immédiat avec Dieu, avec le démon, etl eur interprète. Cette monomanie a persisté depuis plusieurs années jusqu'à présent. Quelques jours avant son départ, deux saignées lui ont été faites : l'une au pied, l'autre au bras, mais sans obtenir aucun résultat. Les bains entiers, les potions antispasmodiques ne réussirent pas davantage.... Il y a hérédité maternelle. »

A son entrée d'office à l'asile, en juin 1857, il est reconnu aliéné dangereux. Quinze jours après, on le dit atteint de monomanie homicide, de délire continu avec exaltation, dominé par une idée fixe persistante. Il est possédé du démon, et prétend qu'il a le diable dans la tête, qu'il lui donne des mauvais conseils, lui dit de tuer quelqu'un. Il résiste à ces méchantes tentations, parce que Dieu est plus fort que le diable; mais, comme souvent ce dernier l'emporte, il craint de succomber. G..., très loquace, répond avec précision aux questions qu'on lui adresse. Depuis deux jours il est mieux, et dit au médecin de l'établissement qu'il est guéri, parce que le démon le laisse tranquille. La santé physique est satisfaisante.

Au mois d'août, le délire est moins intense.

1858. Janvier, manie aiguë, délire continu, idée dominante; il se croit possédé du démon; qui l'engage à devenir homicide ; il résiste à ses méchantes inspirations, parce que Dieu l'inspire, et que Dieu est plus fort que le diable, etc. Il ne peut s'empêcher de briser quoi que ce soit, afin que le démon soit satisfait. Aucune amélioration.

En juillet, le malade, moins agité, est toujours en la possession du démon qui, toutefois, ne lui donne pas d'aussi mauvais conseils. Les bains répétés, prolongés, les affusions, les douches, les pédiluves, les purgatifs furent employés sans succès dans les premiers temps de son séjour à l'établissement; enfin, un séton fut posé derrière le cou et entretenu aussi longtemps que possible, mais tout fut inutile. « Je ne peux, dit le médecin en chef, songer à ôter du sang à G..., épuisé par la maladie; aujourd'hui il est trop tard. Je continue ses bains et ses purgatifs de temps en temps. Comme Dieu est plus fort que le démon qui lui conseille le mal, il s'établit un combat dans la tête du malade entre ces deux esprits..... Dans cette lutte, G... s'exalte, devient furieux, court comme un insensé, semble chercher quelque chose sur laquelle il puisse assouvir sa fureur; il casse, brise tout ce qui se trouve en sa présence, mais souvent le diable veut du sang; c'est à lui-même que le malade s'adresse; il se fait une blessure, et la moindre goutte de sang suffit; alors le diable est satisfait, il est vainqueur, et cesse ses importunités jusqu'à un nouvel accès. »

En juillet, il est calme et moins tourmenté par le démon. Au mois d'août, il tombe dans une profonde mélancolie avec perte d'appétit et mutisme presque absolu.

1859. Janvier, persistance de la mélancolie; le malade mange très peu et maigrit. En mai, il dépérit et passe à l'infirmerie, où un régime confortable, du vin généreux, du vin de quinquina, de la gentiane, du fer en pilules amènent l'amélioration; un mois après, il sort de l'infirmerie, plus communicatif, et ses réponses sont précises. Vers la fin d'août, l'amélioration cesse de se maintenir; nouvel accès de mélancolie, où il reste jusqu'à la fin de l'année.

1860. Au mois d'août, la mélancolie persiste, l'intelligence est affaiblie, et l'état gâteux est survenu.

1861. Janvier, état mélancolique persistant, mais débilitation intellectuelle. Décembre, folie chronique, démence consécutive.

1862. Oblitération des facultés, état gâteux, santé passable.

1863. Mélancolie, démence consécutive, même état gâteux.

1864. Janvier, démence; le malade entre à l'infirmerie pour une diarrhée qui passe à l'état chronique et l'épuise. En mai, il reprend ses forces et se lève, mais il est toujours gâteux. En juin, il parle seul, profère des jurons; la santé se soutient.

Vers le 5 du mois d'août, il est pris de diarrhée qui dure jusqu'au 25; le 22 septembre, il a repris ses forces; son mutisme volontaire est absolu.

1865. L'état gâteux persiste, ainsi que le mutisme. En septembre, G... se montre indifférent à tout ce qui l'entoure; en décembre, il grince des dents de temps en temps et profère des jurons.

1866. En juillet, démence, existence automatique.

1867. Santé mauvaise, séjour au lit, démence et mutisme. En octobre, diarrhée chronique abondante qui résiste à tous les moyens de traitement, tels que toniques, astringents et stimulants; il meurt dans le marasme, le 30 novembre suivant.

AUTOPSIE, QUARANTE HEURES APRÈS LE DÉCÈS.

Habitude extérieure. — Maigreur extrême, eschares aux trochanters de chaque côté et au sacrum; elles sont le résultat d'un séjour au lit prolongé environ dix mois.

Poumons. — Ils paraissent sains et bien aérés.

Cœur. — Atrophié, comme les autres organes pris d'une manière générale.

Foie. — Gorgé de sang noir, abondant à la coupe ; la vésicule est remplie de son liquide.

Il n'y a rien à noter ni dans les reins, ni dans la rate.

Cerveau. — Poids 1,365 grammes. Il ne s'échappe que fort peu de sérosité à l'ouverture de chaque membrane. Les méninges s'enlèvent facilement. La matière cérébrale est ferme et en bon état ; à la coupe, le piqueté que l'on remarque habituellement existe si peu, qu'il faut, pour ainsi dire, presser la substance nerveuse, pour obtenir quelques points sanglants à la surface de chaque section.

Le *cervelet*, le bulbe rachidien et la protubérance annulaire ne présentent rien de remarquable.

Observation V.

MÉLANCOLIE, IDÉES DE PERSÉCUTIONS ACHARNÉES EXERCÉES AU MOYEN DU MAGNÉTISME.

X..., âgé de cinquante-neuf ans, voyageur de commerce, veuf, taille de 1 mètre 76 centimètres, bonne conformation, cheveux noirs grisonnants, teint pâle, tempérament nerveux, assez forte constitution, sachant lire et écrire, éducation ordinaire, admis à l'asile en janvier 1869. Ancien sous-officier de l'armée d'Afrique, il a fait huit campagnes et s'est même distingué en plusieurs circonstances, de manière à être mis à l'ordre du jour et porté pour la croix.

Sorti du service militaire, il s'est fixé à Paris, après deux tentatives malheureuses d'établissement de commerce. Il entra comme commis chez des négociants. La maîtresse de la maison l'ayant blessé par une observation qu'elle lui fit, il la quitta pour un autre patron. Mais l'ancien, voyant que sa clientèle l'avait suivi, le dénonça à la police comme en voulant à ses jours.

De là, dès 1856, il fut en butte à toutes sortes de tortures de la part du directeur de la police de sûreté, et d'un agent nommé Pélissier. Ce dernier exerçait sur son corps huit agents ses élèves, destinés à pratiquer le magnétisme animal pour le service des prisons cellulaires. Pour cela, Pélissier ne reculait devant aucun moyen : il avait fait faire des fausses clés, afin de s'introduire dans son domicile pendant son sommeil.

X... entra, en 1856, à l'hôpital de la Pitié, dans le service du chirurgien Villeneuve, dit-il, pour y être traité d'un rétrécissement du canal de l'urètre, produit par le magnétisme. On lui fit plusieurs opérations difficiles et très douloureuses. Un de ses persécuteurs, un homme décoré, vint à son lit et eut l'effronterie d'assister à l'une de ces opérations, afin d'empêcher par sa présence M. Villeneuve de connaître leurs crimes en le questionnant sur sa position. Sorti de l'hôpital, X... redevint l'objet de leurs vexations, non seulement à Paris, mais aussi sur les routes. Il surprit même l'un d'eux au moment où il faisait des passes sur son corps, pendant le sommeil qu'il simulait. « Craignant d'être découvert, dit-il, Pélissier me fit passer pour fou par excès de boissons, et retenir dix jours à Bicêtre, où il est venu me chercher au bout de ce temps pour recommencer sur moi ses expériences de magnétisme. » Ses persécuteurs l'ont même fait mettre sous la surveillance de la police, afin de lui enlever sa considération et de donner le change sur leur conduite criminelle.

Quand il partit de Paris en 1857, on lui délivra un passeport de la surveillance au moyen de faux papiers qu'on lui fabriqua, et dont on envoya le double à la ville où il se rendait. Le malheureux X... fut suivi à B... par le coupable Pélissier, envoyé par le directeur de la police et payé par lui, non plus pour faire des expériences et former des élèves sur son corps, mais pour le surveiller et avertir son chef de toutes ses actions, dans le but d'éviter la révélation de tous leurs crimes. « Pour cela, l'agent a dû faire usage de faux bons de chemin de fer. » X... a pris, depuis 1857, une foule de domiciles, mais partout il a été exposé aux mêmes tortures. Pélissier a voulu le tuer il ne sait combien de fois..... Il lui a fait réciter, en deux circonstances différentes, les prières des agonisants. « J'affirme sur serment, dit-il, que je ne les connaissais pas. » Pélissier s'est introduit chez lui : une fois avec effraction, une autre fois à l'aide de fausses clés; il a même eu l'impudence de choisir pour maîtresse une femme de mauvaise vie, sur le carré de X..., afin d'être plus à son aise pour s'introduire chez lui, d'être moins remarqué des voisins. P... l'a rendu presque aveugle par l'électricité, il lui a rouvert une plaie cicatrisée de la région précordiale, dans la nuit du 16 au 17 décembre 1868. X... a l'estomac et la poitrine brûlés.

Le 5 décembre, comme il revenait vers onze heures du soir de voir des amis rue du H... et regagnait le cours N.... il aperçut, venant à lui, un individu armé d'une canne et qui le regardait de manière à lui faire comprendre qu'il était envoyé par la police de Paris. Cet individu entra dans une petite rue étroite et sombre, à droite avant d'arriver sur le cours, à l'entrée de laquelle il se retourna pour le fixer. X... aurait bien voulu l'y suivre, mais il n'avait pas son couteau, et il aurait pu rencontrer dans cette ruelle son meurtrier Pélissier qui l'aurait tué, non avec sa canne, mais au moyen d'une décharge électrique sur la tête. Ce qui porte à croire qu'il l'aurait fait, c'est que le 7 décembre, vers six heures du soir, il entendit, une fois couché, quelqu'un à sa porte lui parler en contrefaisant sa voix, et dans une langue inconnue. C'était P... qui profitait de l'absence d'un agent de ville logeant sur le même carré. P... avait défait sa chaussure, mais X... reconnut sa voix, et même ressentit le tremblement de ses jambes *(sic)*. Il aurait ouvert s'il n'avait pas été privé de lumière, car il avait son couteau sur sa table de nuit, et se serait vengé.

Évidemment, nous dit le malade, Pélissier choisissait son heure, il prenait celle où il n'y avait pas de voisin; il venait dans l'intention de le foudroyer, en lui envoyant le fluide sur la tête et faire croire qu'il avait succombé à un coup de sang. Une fois déjà, dans une auberge sur une route, X... a été frappé par le fluide au fond d'un corridor où il a parfaitement vu P... et un complice, ainsi que d'autres personnes qu'il a prises pour témoins. Le coup fût si violent, que le malade resta sans connaissance sur le parquet, jusqu'à ce qu'on vînt le relever. X... cherche à faire comprendre comment on peut agir sur lui à distance; il engage un magistrat, auquel il adresse tout un cahier de plaintes, de lire divers ouvrages de magnétisme : Mesmer et quarante-deux autres auteurs qui ont écrit sur cette matière. « Voici, dit-il, un détail sur le spiritisme, fourni à la date du 11 janvier 1869, par le Dr H.-S. Linn, magnétiseur américain : c'est l'*écriture sanglante sur le bras par une main invisible.....* Cette expérience est du spiritisme, qui est la suite du magnétisme par les passes. C'est le magnétiseur qui écrit sur son bras, j'ignore avec quoi. La reproduction sanglante se fait sur le bras du magnétisé, qui éprouve seul les douleurs. Pélissier a fait de même pour mes yeux, et c'est moi qui ai tout le mal; il a fait de même pour ma blessure intérieure près du cœur et pour ma poitrine et mon estomac brûlés... D'après ce que j'éprouve et que j'ai éprouvé, au lieu de démagnétiser le *martyr par la violence*, on le laisse se réveiller lui-même et on maintient la transmission de la parole intérieure, c'est-à-dire qu'il faut que le magnétiseur ne cesse de parler; que s'il ne parle pas, il doit faire agir l'électricité qu'il a mise dans le corps de son martyr. Il la met en jeu principalement en se touchant les veines, le martyr sent même les émotions du magnétiseur. » Le malade peut prouver que, depuis 1859, P... n'ayant plus besoin de faire des expériences sur lui directement au moyen de passes, pour former des élèves, c'est en se touchant du doigt ou de la main, ainsi que par le mouvement de son corps, qu'il obtient sur X... les effets du spiritisme. En effet, le 30 septembre 1868, il fut envoyé par son patron chez un huissier, pour y porter de l'argent; lorsqu'il fut arrivé sous le péristyle de la maison, il ressentit au front une douleur qui le rendit presque fou, au moment même où Pélissier portait la main à son propre front ou sur la tête..... Il fut étourdi et ne savait plus ce qu'il faisait; il se dirigea vers une porte, l'ouvrit et faillit tomber dans une cave; il n'a été préservé de la mort en cette circonstance que par un effet providentiel. Ce n'est pas tout. Le 1er janvier 1869, invité à déjeûner chez un ami, il but modérément. Cependant, cette fois, comme cela lui était arrivé déjà chez son patron, quand Pélissier se mit subitement à marcher de travers, il fut obligé d'en faire autant. L'intention de P... agissant ainsi était, dit notre mélancolique, de le perdre de réputation aux yeux de ses amis et des personnes qui l'employaient. Voilà tout ce qu'il a souffert de la part de ses assassins, et aujourd'hui ils le font passer pour un voleur, pour un homme manquant à la décence, etc., afin de le faire renfermer. Il a brisé une glace, mais c'était pour en finir, en provoquant un jugement pour les faire connaître. Ce jugement ne doit pas avoir lieu en Police correctionnelle, mais en Cour d'assises, et ce sont les persécuteurs qui doivent être mis sur la sellette. Il a traité M. le Préfet de malhonnête homme, de canaille, en pleine rue, mais il ne s'en dédit pas. Il raconte qu'il lui a fait connaître toutes les manœuvres de ses ennemis, fait voir deux fois son urine remplie de matière, écrit une fois quatre-vingts pages grand format, envoyé plusieurs autres lettres, et que tout est resté sans réponse. Il est allé voir ce haut fonctionnaire, qui l'a congédié d'un air embarrassé, en lui disant de revenir deux jours après; il n'a pas manqué au rendez-vous, mais il s'est vu éconduit honteusement par l'huissier, qui en avait reçu l'ordre. « M. le Préfet, dit-il encore, a fermé les yeux sur les crimes de mes assassins, sur la conduite incroyable du commissaire central, qui m'a refusé de faire une enquête. Ce commissaire fut envoyé ailleurs, à la prière de M. le Préfet, qui voulait éluder la responsabilité et l'indemnité à payer. Le nouveau commissaire n'agit pas davantage en ma faveur; mais je ne lui en veux pas, parce qu'il ne fait que se conformer en cela aux ordres de M. le Préfet. »

Notre malade a écrit à Sa Majesté l'Empereur pour lui dénoncer tous ces crimes; mais sa lettre a été interceptée à Bordeaux, car il n'a pas reçu de réponse; cependant, dit-il, l'Empereur répond toujours. Voici les torts que ses ennemis lui ont faits : « Un rétré-
» cissement de l'urèthre, une gravelle, deux hernies,
» une maladie d'albuminurie; mes yeux brûlés, ma
» poitrine et mon estomac brûlés et ma blessure du
» cœur; l'humeur coule à flots avec mon urine; j'ai
» aussi la partie sensible droite brûlée. » On lui a volé plus de 40,000 fr., ruiné sa santé et son honneur à jamais; il a soixante-deux ans et la misère pour partage, tandis qu'il aurait pu, avec une conduite régulière comme la sienne, faire des économies pour ses vieux jours. Si le Préfet de police l'apprenait, il voudrait lui demander pardon de la conduite infâme de ses agents. Il va sans dire que notre aliéné a conservé soigneusement en lieu sûr le double de toutes ses plaintes adressées aux autorités, et le nom et la demeure de tous les témoins des crimes dont il a été victime.

Résumé. — X..., sous-officier distingué de l'armée d'Afrique, fait des entreprises malheureuses; puis, à la suite d'une simple contrariété, d'un mot blessant de la dame de la maison commerciale où il était commis, s'engage chez un autre patron. Bientôt, il croit que son premier maître, irrité de ce qu'il a enlevé sa clientèle, l'accuse de desseins homicides; que la police a les yeux sur lui. Un peu plus tard, un agent fait des expériences de magnétisme sur son corps, en s'introduisant la nuit dans son domicile au moyen de fausses clés. Puis, pour cacher leur crime, ses persécuteurs le mettent sous la surveillance de la police. Il change de ville, mais on le suit secrètement où il va; le même agent cherche non plus à faire sur lui des expériences par les passes, mais à le perdre de réputation, et même à le tuer au moyen d'un fluide magnétique à distance, c'est-à-dire *par le spiritisme.* X... l'a entendu quand il venait la nuit pour le foudroyer. Il l'a vu deux fois, et deux fois il a éprouvé les épouvantables effets du fluide magnétique lancé sur sa tête. Les magistrats ne veulent pas donner suite à ses plaintes et s'entendent avec ses ennemis. Poussé à bout et voulant en finir, il a cassé volontairement une glace, afin de passer en jugement pour démasquer ses assassins; d'obtenir des dommages-intérêts pour ses nombreuses maladies produites par le magnétisme, et le remboursement de 40,000 fr. qu'ils lui ont volés en l'empêchant de travailler.

Réflexions. — Cette observation nous montre un délire partiel systématisé. Le malade, partant d'une idée fausse, arrive par des déductions logiques aux conséquences les plus extrêmes.

Très souvent l'hallucination ouvre la marche, mais ici elle paraît avoir été précédée de la conception délirante.

X..., gradé dans l'armée, porté deux fois pour la croix, échoue à sa sortie du régiment dans deux entreprises d'établissement de commerce; il en ressent un vif chagrin. Cependant il cherche à s'occuper, il entre chez un négociant; mais son caractère est aigri, et sur une simple observation qui le blesse, il quitte cette maison. Puis, comme cela arrive souvent, aux idées mélancoliques s'allient des idées de grandeurs, ou du moins une grande tendance à en concevoir. X... croit que la clientèle de son patron l'a suivi dans cette autre maison de négoce où il entre, et, de cette bonne opinion qu'il a de lui-même, il arrive à supposer que celui-ci veut se venger de la perte de ses clients. Or, un homme dans le cas de son patron se venge par voies de fait, ou par des vexations, des poursuites..... C'est ce que l'imagination de X... lui représente..... Mais pour poursuivre il faut des motifs, aussi ce patron en invente un des plus graves : il accuse X... d'avoir voulu le tuer.... Voilà notre aliéné dénoncé en matière grave ; la police a l'œil sur lui. De cette idée maladive, il en déduit une foule d'autres également fausses, mais qui s'enchaînent toujours étroitement.... Elles s'accompagnent ensuite d'hallucinations du tact ; on agit sur X... au moyen des passes, il ressent les secousses produites par le magnétisme..... Pourquoi est-il ainsi magnétisé? Ici naît une conception fort bizarre, provenant peut-être d'hallucinations de la vue et de l'ouïe; c'est, dit-il, pour former sur son corps huit élèves destinés au service des prisons cellulaires.

Puis les hallucinations de l'ouïe existent, leur présence n'est plus douteuse, car le patient entend P... qui s'introduit chez lui la nuit au moyen de fausses clés. Ces hallucinations s'accompagnent bientôt de celles de la vue. X... voit le même agent à l'hôpital de la Pitié. Pourquoi est-il là? C'est pour l'empêcher de faire connaître ses persécuteurs au chirurgien qui le traite..... Il sort de l'hôpital, mêmes manœuvres criminelles de la part de ses persécuteurs ; il feint une fois de dormir et surprend l'un d'eux faisant des passes sur son corps. De toutes ces idées fausses et des hallucinations qui en sont le résultat, naissent d'autres conceptions délirantes.

Reconnu aliéné, il croit que la police l'envoie à Bicêtre pour le perdre de réputation. Sorti de là, il se croit sous la surveillance de la police, et la vie de Paris lui en devient intolérable..... Il gagne une autre ville, mais cette idée de surveillance l'accompagne. Pour mieux arriver à ses fins, la police lui fait délivrer un passeport sur de faux papiers qu'elle lui fabrique ; elle le fait suivre de l'agent P..., qui agira encore sur lui au moyen du magnétisme. Mais ici, on aurait pu demander à X... pourquoi, puisque, éloigné de Paris, l'agent ne pouvait plus instruire par ce moyen ses prétendus élèves restés dans la capitale. Aussi X... a une réponse toute trouvée : ce n'est plus à cette fin, mais bien pour le surveiller, pour qu'il ne dénonce pas ses persécuteurs..... La police a donc un bien grand intérêt à le suivre, pour faire ce coûteux voyage?.... Oh ! X... n'est pas embarrassé par cette objection : « La police n'a rien payé, dit-il, car elle a fait usage de faux billets de chemin de fer. » Comme beaucoup de ces infortunés atteints de délire de persécutions, il change à chaque instant de domicile pour faire perdre la piste à ses persécuteurs ; mais comme ils n'existent que dans son imagination troublée, ils le suivent partout et s'acharnent contre lui. Partout il ressent les effets du magnétisme ; pour s'en rendre compte, il lit les livres qui en traitent, et reste convaincu qu'on peut tuer quelqu'un en employant ce moyen. Aussi, il suppose que ses ennemis, fort embarrassés, dans une cruelle inquiétude de le voir révéler leurs crimes, cherchent à le tuer ainsi sans bruit ; deux fois il a vu l'agent P... le magnétiser la nuit dans cette intention. Deux fois aussi X... se serait vengé en le poignardant, s'il avait pu le faire....., preuve nouvelle de l'extrême danger qui naît tôt ou tard pour la société du trouble sensorial et des conceptions délirantes, surtout quand elles sont arrivées à ce point de systématisation.

X... en vient aux dénonciations, comme fait d'ordinaire cette sorte de malades, et il adresse aux autorités, voire même à l'Empereur, de volumineux recueils de plaintes. Ne recevant pas de réponse, il va deux fois, pour se faire éconduire, trouver M. le Préfet..... Ce dernier, se sentant coupable de tolérer les crimes de son commissaire central, demande son changement pour n'avoir pas à payer l'indemnité que X... pourrait lui réclamer..... Le nouveau commissaire a reçu sous main l'ordre du Préfet de continuer les mêmes agissements; c'est pourquoi X..., exaspéré, veut en finir et commet un délit pour paraître malgré tout devant la justice, lui dénoncer ses persécuteurs et réclamer 40,000 fr. de dommages-intérêts pour tant de plaies et blessures qu'ils lui ont faites, pour tant de pertes de temps et d'argent qu'ils lui ont occasionnées.

Dira-t-on encore que les aliénés ne raisonnent pas et que la vertu syllogistique est incompatible avec le trouble des idées ? Chaque jour les faits observés prouvent tout le contraire et viennent éclairer la médecine légale sur cette question.

Observation VI.

MÉLANCOLIE AVEC DÉLIRE DE PERSÉCUTIONS

RÉSULTATS DE L'AUTOPSIE.

L... (Jean), né le 24 novembre 1804, charpentier, veuf, entré le 30 juillet 1867. Ce malade présente à son arrivée un affaiblissement intellectuel; il éprouve des hallucinations nombreuses qui lui font voir et entendre des Espagnols à sa poursuite. Son caractère difficile et emporté le pousse à se battre souvent avec les autres aliénés. Il était redevenu assez calme, lorsque, quatre mois après son entrée, il fut frappé d'une congestion cérébrale dont les suites entraînèrent la mort le 2 décembre 1867.

AUTOPSIE, TRENTE HEURES APRÈS LE DÉCÈS.

Habitude extérieure. — Vésications aux cuisses et aux mollets; elles ont été produites par les sinapismes.

Thorax. — Il y a un peu de congestion du poumon droit et même de l'hépatisation, car une partie que l'on projette dans l'eau ne surnage pas. Le cœur est énorme, il ne pèse pas moins de 460 grammes.

Reins. — Ils sont bosselés à leur surface; leur tissu, d'une couleur grisâtre, semble renfermer de nombreux globules graisseux.

Crâne et encéphale. — Les os du crâne sont assez minces, et cèdent facilement sous le marteau. A l'ouverture, il s'écoule une certaine quantité de sérosité qu'on peut évaluer à 100 grammes; le tissu cellulaire sous-arachnoïdien en est lui-même rempli. Le cerveau pèse 1,335 grammes. Les membranes qui l'enveloppent directement présentent des plaques d'hypérémie, vers la partie postérieure de l'hémisphère droit. La coupe du cerveau fait voir un piqueté assez abondant, principalement du côté gauche. Le cervelet, le bulbe et la protubérance annulaire sont à l'état normal.

Observation VII.

MÉLANCOLIE AVEC DÉLIRE DE PERSÉCUTIONS.

RÉSULTATS DE L'AUTOPSIE.

Sommaire. — Invasion très récente d'un délire mélancolique. — Idées de persécutions : on veut le voler, l'empoisonner. — Excitation, quelques idées ambitieuses, parole parfois un peu embarrassée. — Quatre mois après, délire fixe de persécutions; souvent le malade s'excite et crie pour rien. — Hémiplégie, état mélancolique. — Affaiblissement de l'intelligence, diarrhée incoercible suivie de mort.

X... (Pierre), admis en novembre 1866, pensionnaire de 4e classe, âgé de soixante-un ans, taille de 1 mètre 55 centimètres, veuf, exerçant la profession de carrier. Le certificat demandant l'admission porte ce qui suit : « X... est atteint depuis quatre à cinq jours, selon sa famille, d'une monomanie et d'hallucinations, surtout pendant la nuit; il nous dit avoir des craintes sur ses jours et l'argent qu'il possède, et prétend qu'on veut l'empoisonner et lui voler son argent; il ne répond pas exactement aux questions qu'on lui pose, il poursuit toujours la même idée. Il n'a pu devant nous reconnaître son petit-fils qui habite cependant avec lui..... »

Le médecin en chef de l'asile le dit, à son arrivée, atteint d'aliénation mentale, caractérisée par de l'agitation et de l'incohérence, des idées de persécutions et la crainte d'être empoisonné et volé. De plus, on remarque chez lui quelques idées ambitieuses, et la parole traînante paraît parfois un peu embarrassée. En mars, il a peur d'être empoisonné par les aliments qu'on lui sert. Dans les trois mois suivants, l'état mental est à peu près le même. Le malade fait du bruit la nuit, quand il a ses hallucinations qui durent depuis le mois d'avril; il est criard, s'occupe un peu aux soins de propreté. — En septembre, il se plaint d'être brûlé la nuit par le soufre et le vitriol.

1868. Le 3 janvier, il est frappé de congestion cérébrale suivie d'hémiplégie droite. Le 19, il est devenu malpropre. En février, le mouvement est revenu du côté droit; mais le malade a un grand embarras de la parole, de la faiblesse dans les extrémités; il est gâteux et mélancolique. En avril, conjonctivite palpébro-oculaire qui dure trois semaines; l'intelligence baisse de plus en plus en mai; la démence se confirme en juin, et la paralysie fait des progrès; puis, une diarrhée dyssentérique, survenue au mois de juillet, résiste à tout traitement et amène le marasme dans lequel le malade s'éteint le 18 du mois d'août de la même année.

Voici le résultat de l'autopsie faite trente-six heures après le décès :

Habitude extérieure. — Eschares au sacrum, teinte verdâtre de l'abdomen, grande maigreur du sujet.

Thorax. — Adhérences anciennes des plèvres en arrière. Le cœur renferme un caillot volumineux à la naissance de l'aorte.

Cavité abdominale. — Les reins et la rate semblent un peu plus volumineux qu'à l'état normal. — Les intestins sont remplis de gaz, et présentent des plaques d'hypérémie dans presque tout leur parcours. On ouvre l'iléon sur une longueur de 50 centimètres, et il s'en écoule des matières fécales sanguinolentes qui se précipitent au fond d'un vase rempli d'eau, sous l'aspect de dépôt riziforme. Les villosités intestinales sont rouges; il y a quelques petites ulcérations de la muqueuse, et les plaques de Peyer sont gorgées de sang et très développées.

Crâne et son contenu. — A l'ouverture, il ne s'écoule que très peu de sérosité. — Les méninges sont boursouflées par la sérosité qui s'échappe en abondance quand on les divise. — Le cerveau pèse 1,335 grammes, et ne présente à la coupe rien de remarquable. On trouve dans le cervelet deux petits foyers, l'un à droite et l'autre à gauche. Ce dernier peut contenir trois grains de millet, et il est rempli de pus; celui de droite est d'une capacité double mais entièrement vide. Rien à noter dans la moelle allongée.

Réflexions. — Nous avons là un cas de mélancolie aiguë avec délire très marqué de persécutions; mais nous constatons en même temps un embarras très prononcé de la parole, dès l'arrivée du malade, quelques jours seulement après l'invasion de la folie.

Au bout d'un mois, survient une attaque d'apoplexie suivie d'hémiplégie droite. Un mois après environ, le mouvement revient dans le côté frappé; mais il reste un grand embarras de la parole et de la faiblesse des extrémités. L'intelligence baisse, et au mois de juin, c'est-à-dire sept mois après l'invasion, la démence est confirmée. La paralysie fait des progrès, et le sujet s'éteint dans le marasme le 18 août suivant.

On est tout d'abord porté à croire à une paralysie générale progressive avec délire mélancolique; mais l'autopsie ne donne pas les lésions caractéristiques de cette affection; au lieu de l'adhérence de la pie-mère à la couche corticale ramollie et présentant une teinte rougeâtre ou lilas, etc., nous ne trouvons à noter que deux petits foyers situés, l'un à droite, l'autre à gauche, dans le cervelet, qui expliquent suffisamment l'accès de congestion suivie d'hémiplégie, de faiblesse des extrémités, et les progrès de la paralysie par suite de l'inflammation dont l'un d'eux, rempli de pus, a conservé les traces les plus évidentes. — Cette observation me paraît nous offrir une preuve nouvelle de l'extrême circonspection que le médecin doit apporter dans le diagnostic de la paralysie générale progressive des aliénés.

Observation VIII.

MÉLANCOLIE, PRÉDOMINANCE D'IDÉES DE RÉFORME SOCIALE.

L... (Jean), entré en avril 1868, célibataire, terrassier, âgé de 29 ans, taille de 1 mètre 65 centimètres, teint coloré, cheveux, sourcils et yeux blonds, nez aquilin, physionomie expressive, bonne constitution, tempérament nervoso-lymphatique, sachant lire et écrire, éducation très ordinaire; défaut de travail et misère.

Ce malade a été arrêté en ville, au moment où il chantait des choses obscènes, afin de faire honte, dit-il, à ceux qui chantent des chansons mauvaises. Il a promené un mardi gras (homme de paille) devant l'église, afin de faire comprendre aux curés que le carême doit commencer pour eux et qu'ils aient à changer de conduite. A son arrivée, L... présente de la dépression mentale; les idées sont lentes à se produire, et de nature triste; il voit tout sous un aspect fort sombre, dans la société comme dans sa famille; se croit, jusqu'à un certain point, appelé de Dieu à réformer le monde. La tête, quand il parle, éprouve une sorte de balancement de droite à gauche. Les fonctions se font d'une manière satisfaisante, mais il y a une maigreur assez marquée.

Une quinzaine de jours après, L... persiste à trouver que tout va de mal en pis et qu'une réforme est indispensable pour le bien de l'humanité.

Le 22 mai, il se refuse à toute espèce de travail et s'emporte souvent au sujet des injustices révoltantes qu'il dit se passer sous ses yeux. Le 27, il a tenté de s'évader. Le 3 juin, L... presente à mon observation les idées délirantes suivantes : si on lui rappelle les faits qui ont précédé son entrée, il convient qu'il a promené un mardi gras, afin d'inviter M. le curé à changer de conduite. « MM. les curés, dit-il avec feu et une sorte d'indignation, ne font pas ce qu'ils doivent; car au lieu de parler de choses en l'air auxquelles on ne comprend rien, ils feraient bien mieux d'enseigner à l'ouvrier comment on cultive la terre pour lui faire rapporter le plus possible. S'il a chanté des choses obscènes dans les rues de la ville de B..., c'est pour faire honte à tous ceux qui sont plongés dans le vice. » Il ajoute que lui-même a énormément changé depuis dix-sept mois, qu'il était lui aussi bien mauvais sujet; mais que chaque jour il s'efforce de devenir meilleur. De plus, il prétend qu'on rebute l'ouvrier au lieu de chercher à l'encourager; qu'en ce qui le concerne, chaque fois qu'il se présentait chez un patron, on le renvoyait de suite, parce qu'on avait donné de mauvais renseignements sur son compte. Si je lui demande qui cherchait à lui nuire, il me répond après quelques instants d'hésitation : « La police, sans doute. » — Mais pourquoi ? « Parce qu'elle s'entend très probablement avec ma famille qui a voulu me dépouiller. » Cette idée n'est pas toutefois bien arrêtée dans son esprit. Enfin, il voit le monde rempli de vices et de débauches; des crimes abominables ont été commis sous ses yeux; il fera tout son possible pour résister à cet entraînement général. S'il refuse complètement de travailler ici, c'est parce qu'au chantier on ne sait rien faire, et que tout va de mal en pis. » Cet état mental demeure à peu près le même au mois de juillet et d'août. En septembre, L... demande avec instances, et souvent en élevant la voix, en se fâchant, à sortir de l'asile pour aller chercher de l'ouvrage. On lui dit sur la fin du mois qu'il sera bientôt reconduit chez lui; alors il se tient calme pendant quelque temps; puis, ne voyant pas arriver l'ordre de son départ, il recommence ses récriminations et cherche à nous apitoyer sur son malheureux sort dans cette maison; réclame souvent pour sa nourriture et refuse de travailler. Enfin, on le transfère à l'asile de Pau, et pendant tout le voyage, il est très calme et d'une politesse exagérée.

Observation IX.

MÉLANCOLIE AVEC IDÉE DE SUICIDE.

Sommaire. — Trouble des idées, excitation, prédominance d'idées de suicide, refus d'aliments; idée fixe qu'il va mourir. — Hallucinations moins fréquentes, plus de calme et de docilité. — Phlegmon de l'avant-bras, mort et résultats de l'autopsie.

X. J..., né le 30 novembre 1817, entré en septembre 1867 (placement d'office), stature de 1 mètre 68 centimètres, cheveux grisonnants, sourcils noirs, yeux châtains, front découvert, nez petit, bouche moyenne, teint coloré.

Il présente à son arrivée un délire général avec prédominance d'idées de suicide, et penchant à l'excitation. Je trouve ce qui suit dans le certificat de quinzaine : « La plaie qu'il portait à l'avant-bras, et qui était le résultat d'une tentative de suicide, est en voie de guérison. Il y a quelques jours, profitant d'un moment de liberté, il a tenté de s'ouvrir le ventre à l'aide d'une spatule. Ce petit accident n'a pas eu de suites. Tous les matins, à la visite, le malade nous avertit qu'il va mourir. Il y a des hallucinations de la vue et des refus d'aliments. »

En octobre, l'état physique s'améliore, le phlegmon qui s'était développé à l'avant-bras droit est à peu près guéri par résolution. X... se lève et mange bien, il est moins agité, les hallucinations sont moins fréquentes. Il meurt le 19 novembre, par suite de nouveaux accidents.

AUTOPSIE FAITE QUARANTE HEURES APRÈS LE DÉCÈS.

Habitude extérieure. — Maigreur du sujet, eschares au sacrum.

Cavité abdominale. — L'abdomen ne présente rien de particulier dans sa cavité, si ce n'est que le foie est plus volumineux qu'à l'état normal.

Thorax. — La cavité thoracique est, à droite, le siége d'un épanchement pleurétique purulent et contenant de fausses membranes. Il y a également un épanchement séreux dans le péricarde, et des fausses membranes d'ancienne formation.

Crâne. — Les os du crâne ne présentent rien de remarquable, ni dans leur dureté, ni dans leur épaisseur.

On ne peut que difficilement enlever le *cerveau,* parce qu'il adhère avec la pie-mère à la voûte du crâne, sur la ligne médiane. Il s'est écoulé une grande quantité de sérosité sanguinolente à l'ouverture du feuillet viscéral de la dure-mère qui est, dans presque toute son étendue, adhérente au crâne. Les deux autres méninges ont un aspect blanchâtre, et la pie-mère, unie au feuillet viscéral de l'arachnoïde, ne se détache pas facilement de la couche corticale. On remarque en différents endroits quelques extravasations sanguinolentes à travers les membranes. Les ventricules latéraux sont remplis de sérosité limpide, et la coupe du cerveau donne un piqueté manifeste. La protubérance est très ferme, ainsi que le cervelet, qui ne présente rien d'anormal.

Observation X.

MÉLANCOLIE, SUICIDE HÉRÉDITAIRE.

Sommaire. — Un frère et une sœur aliénés, le premier s'est suicidé. — Gastrite chronique. — Idées de suicide presque irrésistibles, agitation violente. — Phlegmon, décolement du cuir chevelu. — Guérison au bout de trois mois. — Rechute quatre mois après : lypémanie, idées de persécutions et de suicide. — Bronchite. — Hernie inguinale engouée. — Calme et séjour au lit très fréquent. — Fièvre et mort dans le marasme. — Résultats de l'autopsie.

X... (Léonard), admis en avril 1866 à l'âge de soixante-quatre ans, propriétaire cultivateur, marié, taille de 1 mètre 69 centimètres, tempérament nerveux, constitution ordinaire, mobilité et sensibilité normales. Ce malade a eu un frère et une sœur aliénés; le frère s'est suicidé. Deux certificats de docteur ont motivé son admission : d'après l'un d'eux, à la date du 30 avril, X... était atteint, depuis un mois environ, d'aliénation mentale caractérisée par un état permanent d'excitation cérébrale, avec accès de monomanie pendant lesquels il cherchait à se détruire. Il comprenait son tort, mais c'était plus fort que lui. Dans l'autre certificat (28 avril), nous trouvons : « X... donne depuis quelque temps des signes d'aliénation mentale. Ce malade, dont je suis le médecin, est affecté d'une hernie inguinale double, pour la contention de laquelle il porte habituellement un bandage en assez mauvais état; il est également atteint d'une gastrite chronique qui, par sa manifestation plus intense depuis un mois environ, avait nécessité un traitement et des soins plus actifs. Dès cette époque, frappé de l'état d'exaltation du malade, j'avais songé à m'opposer à l'envahissement d'un état morbide d'autant plus à redouter, qu'un des frères du sujet en question s'est donné la mort dans des conditions analogues, après avoir subi dans l'établissement public de..., pendant huit mois, un traitement spécial, et qu'une de ses sœurs est morte après avoir donné des signes d'aliénation. Bains chauds, application simultanée d'eau froide sur la tête, douches, opium à haute dose, voilà les principaux moyens auxquels j'ai eu recours pour combattre ces tendances à la folie. Ils sont restés sans résultat; le mal empire tous les jours, X..., par l'excès et la fréquence des crises auxquelles il est en butte, oblige la famille à une surveillance à laquelle il cherche sans cesse à se soustraire, afin de se porter aux plus grandes extrémités. Il veut se tuer, il veut faire comme son frère; voilà ce qu'il répète sans cesse. Il aurait même déjà donné suite à son idée, sans l'intervention de la force..... »

A son arrivée, X... est très agité, ne fait que chanter pendant les premiers jours; néanmoins, il répond aux questions qu'on lui adresse. Il annonce l'intention de se détruire, s'est fait plusieurs plaies à la tête en la cognant contre les murs; il s'est en outre contusionné les yeux à coups de poing, et passe pour ses blessures à l'infirmerie.

La langue est normale, l'appétit bon, les selles louables, le pouls à 120 et le sommeil absent. Compresses d'eau sédative sur la tête, sinapismes. Le 3 mai, plus de calme; le 4, le malade a crié toute la nuit, mais il est tranquille depuis le jour. Même traitement. Le 5, pas de selle depuis son entrée, pouls à 116, lavement purgatif au séné. Le 6, X... demande quelque chose pour l'étouffer, parce qu'il est en enfer; il a cherché à s'ouvrir la veine médiane basilique avec les ongles. Le 7 mai, toujours agité; le 12, il est pratiqué une ouverture au sinciput pour évacuer le foyer formé sous le cuir chevelu. Le certificat de quinzaine constate une agitation vive des premiers jours, la plaie que le malade s'est faite à la région frontale, et qui fut suivie d'un phlegmon avec décollement du cuir chevelu à la partie supérieure du crâne; qu'il a besoin d'être surveillé d'une manière toute particulière, à cause de ses idées de suicide.

Le 20 mai, on comprime le foyer qui s'est formé sous les téguments du crâne, au niveau du pariétal droit. Le 23, chevêtre simple pour comprimer le foyer. Le 23, capeline; le 30, cessation de la compression. Le 17 juin, conjonctivite de l'œil gauche : collyre au sulfate d'atropine. Le 20, quatre sangsues à la paupière inférieure; le 23, quatre autres sangsues; le 27, conjonctivite toujours assez intense.

Le 1er juillet, granulations sur la conjonctive. On les cautérise avec le sulfate de cuivre et on supprime l'emploi de l'atropine.

Le 3, le malade dit que les yeux lui font bien mal. Le 5, nouvelle cautérisation avec le sulfate de cuivre.

Le 29 juillet, les yeux ne sont plus malades; X... est guéri et rendu à sa famille.

Il rentre le 6 décembre de la même année, atteint d'aliénation mentale à forme dépressive, avec délire de persécutions et idées de suicide. Ses impulsions au suicide se sont manifestées de nouveau depuis huit jours seulement. En mars 1867, X... est atteint de bronchite et reste alité. Le 10 avril, il ne se lève pas encore, quoique sa bronchite soit guérie. L'état mental est assez bon et le calme existe. Le 1er mai, la santé est redevenue meilleure sous l'influence des toniques prescrits depuis quelque temps. Au mois de juin, le malade est souvent alité; usage du vin de quinquina, que l'on continue le mois suivant. Août et septembre sont marqués par un calme constant, mais la santé ne se rétablit pas. En octobre, le malheureux X... ne quitte plus le lit; en décembre, la hernie est devenue tout à coup irréductible, et pendant trois jours le patient a vomi comme si elle s'était étranglée; cependant, hier 16, après un long bain et un taxis prolongé, le médecin a pu la réduire.

1868. Janvier, même état mental. Le 13 mai, il est pris de fièvre; l'amaigrissement est déjà considérable deux jours après; le 20, la fièvre continue et la mort arrive dans le marasme le 22 du même mois.

AUTOPSIE TRENTE-SIX HEURES APRÈS LE DÉCÈS.

Habitude extérieure. — Hernie inguinale gauche assez volumineuse, grande maigreur du sujet.

Thorax. — On trouve de la sérosité assez abondante dans la partie gauche de sa cavité; le poumon droit est retenu aux côtes par des fausses membranes nombreuses et d'ancienne formation; les deux poumons renferment un grand nombre de tubercules qui sont : à l'état cru, dans les deux tiers inférieurs; ramollis et même purulents, au sommet.

Intestins. — Des gaz remplissent l'intestin; une partie du colon ascendant est contenu dans le canal inguinal gauche, formant une tumeur grosse comme un œuf de poule et gazeuse, qui semble y avoir fait élection de domicile.

Crâne et son contenu. — A son ouverture, il s'échappe de la sérosité sanguinolente en assez grande abondance. Les méninges s'enlèvent facilement. Quelques artérioles sont ossifiées à leur surface. Le poids de la masse cérébrale est de 1,490 grammes. Le cerveau et le cervelet sont très ramollis et très faciles à déchirer. Le piqueté est presque nul et les ventricules contiennent très peu de sérosité. La protubérance annulaire et le bulbe sont aussi très ramollis.

Remarque. — Nous avons là un exemple des effets funestes de l'hérédité et de son énorme influence, non seulement dans la production des maladies mentales, mais même dans la détermination de la forme de ces maladies. En effet, X... est atteint de folie, mais sa sœur et son père l'ont été; X... est un mélancolique avec tendances au suicide, mais son frère aliéné s'est suicidé.

Nous reconnaissons encore là le caractère de la folie instinctive, les impulsions plus ou moins irrésistibles qui sont un cachet d'hérédité. X... convient qu'il ne doit pas chercher à se détruire, mais résister à ce je ne sais quoi qui le pousse au suicide. « Je comprends, dit-il, que j'ai tort, mais c'est plus fort que moi. »

Observation XI.

MÉLANCOLIE, DÉLIRE TRANSFORMÉ

(IDÉES DE PERSÉCUTIONS DONNANT NAISSANCE A UN DÉLIRE DES GRANDEURS).

Sommaire. — État mélancolique et réactions maniaques. — Conceptions délirantes très bizarres, idée de transformation corporelle.

X... (Jean-Baptiste), admis en juillet 1845, à l'âge de quarante-trois ans, menuisier, célibataire, taille de 1 mètre 73 centimètres, conformation régulière, bonne constitution, tempérament nerveux, sensibilité et motilité vives. Intelligent, sachant bien lire et écrire.

A son arrivée, le malade avait toute sa mémoire, répondait d'une manière précise aux questions qu'on lui posait, mais il présentait des idées bizarres, du trouble des fonctions intellectuelles, avec un caractère très irritable qui, pour un rien, le faisait sortir de son état de calme habituel.

En mai 1846, il est en proie à des hallucinations. Il est menuisier, mais il prétend qu'il ne peut supporter la fatigue de sa profession et se voir exposé à la poussière, parce qu'il n'a pas de boyaux, et que, pour être propre au travail, il faut que le corps soit plein comme le tronc d'un arbre..... Son délire roule sur un certain ordre exclusif d'idées..... Il croit qu'ayant beaucoup souffert depuis qu'il est traité par les médecins, son corps n'existerait plus, s'il n'avait été refait à neuf par les gens de l'art; que l'on peut fouiller dans son estomac, le vider à volonté. Il disait, il y a une quinzaine de jours, qu'on avait mis dans son estomac des cailloux, des chiffons et autres objets qui l'incommodaient beaucoup. Sans doute qu'il éprouvait alors, dit le médecin de cette époque, de la pesanteur, de l'ardeur, des douleurs épigastriques, car il n'a pas tardé à être atteint d'une fièvre bilieuse inflammatoire.

Au mois d'octobre de la même année, X... a toujours ses hallucinations cérébrales et de la sensibilité; quoique son délire moins exclusif change de temps en temps d'objet, le malade déraisonne plus ou moins longtemps sur les mêmes idées, puis sur d'autres; sur tout autre sujet ou autre ordre d'idées, le raisonnement est sain.

En 1857, X... s'institue colonel et porte la décoration de la Légion d'honneur. On lui a percé le bras, dit-il, avec des avant-clous. Dans les premiers mois de 1858, on lui a coupé les bras et on les a mis dans des boyaux..... On y a placé des fourchettes, des canifs, etc., son corps est partagé en deux moitiés : l'une est ici, l'autre en Amérique. C'est curieux, dit-il, c'est phénoménal, c'est incompréhensible, et pourtant cela existe..... « Je conseille, ajoute-t-il, de consigner tout cela dans vos notes; ça pourra vous servir beaucoup. »

Au commencement de 1859, il travaille de son état, mais aimerait mieux être un *homme de plume,* aller travailler par exemple dans les bureaux de l'établissement. Il est toujours colonel et chevalier de la Légion d'honneur; très bavard, il va à droite et à gauche dans la maison, en débitant ses idées extravagantes. Au mois de février 1860, il prétend que quelqu'un, qu'il nomme, remplit des seaux de linge sale et les lui fourre dans l'estomac et le bas ventre, ainsi que du papier et de la ficelle. En novembre, il refuse un jour un gilet de laine parce qu'il le croit empoisonné; une autre fois, parce qu'il a servi, selon lui, à un homme mort de la picote; il en prend un troisième qui ne les vaut pas. En 1861, X... se montre très irritable, il en veut énormément à un malade son voisin, mais il ne frappe jamais. Il ne mange pas de morue, parce qu'elle est composée de choses qui lui font horreur. Cette année, comme les autres, cet aliéné se montre ami des friandises.

En 1865, il est toujours très halluciné et divague beaucoup, souvent il s'excite; en septembre, il est agité, crie, gesticule, dit qu'on a voulu lui plonger un poignard dans le cœur; son cœur n'existe plus, mais la place reste toujours; il se plaint d'être arrivé à l'âge de soixante-dix ans sans avoir un fils pour le défendre.

En juillet 1866, il demande du chocolat pour rendre un peu de force à ses membres, qui sont en métal, ainsi que ses entrailles. En septembre, il s'agite sous l'influence de ses hallucinations, et prétend qu'on lui jette des pierres.

1867. Juin, X... a toujours vingt-sept ans, il est colonel et capable d'atteindre aux plus grands honneurs. En août, il se livre à l'onanisme avec un idiot.

1868. — Il se plaint souvent de la physique. Au mois de juillet, il a une congestion cérébrale très forte, avec perte de la parole et du mouvement; huit jours après, il reprend ses occupations.

1869. Le 17 janvier, X... me raconte qu'un médecin, qui alors n'était qu'élève, a profité du moment où il était au bain pour *lui enlever son squelette et le remplacer par celui d'un mort*. C'était en 1833. Il ne compte son âge qu'à partir de ce temps, car *il n'est plus vivant;* ce qui ne l'empêche pas d'être général de division, puisqu'il a succédé aux droits à l'avancement du commandant dont le squelette a été substitué au sien par l'élève en médecine dont nous venons de parler.

Observation XII.

MÉLANCOLIE AVEC RÉACTIONS MANIAQUES.

Sommaire. — Alternatives d'état maniaque et de mélancolie; hallucinations, idées de suicide; refus fréquents de nourriture; dépérissement progressif de l'intelligence et de la santé; mauvais penchants; diarrhée chronique, mort; résultats de l'autopsie.

X... (Pierre), admis vers le milieu de 1856, placé volontairement comme pensionnaire de 3me classe, employé au télégraphe, célibataire, âgé de vingt-six ans à son arrivée, taille moyenne, constitution affaiblie, tempérament nerveux tempéré par le système lymphatique. — Les causes présumées de l'aliénation mentale sont l'orgueil et un travail trop assidu dans sa profession. Atteint, à son entrée, de délire lypémaniaque, il présente dans la quinzaine les caractères suivants décrits par le médecin en chef de ce temps-là : « Désordre extrême des facultés intellectuelles, agitation, crispation des nerfs, mouvements spasmodiques de tous les muscles, beaucoup d'anxiété, des mots incohérents et sans suite exprimant une douleur profonde. Lorsque je l'appelai par son nom, il répondit : « Je ne me nomme plus X..., je suis Pierre, j'ai abandonné ma fortune et mon nom à mes frères jaloux; je veux leur faire croire que je suis mort. Prenez un madrier, baptisez-le, appelez-le X.... Oh ! rendez-moi ce service, ne me refusez pas, je vous en supplie ! Moi, je prendrai le nom de Pierre, j'irai dans les colonies, loin, bien loin; ils n'entendront plus parler de moi, et ils seront heureux. » Cet état de spasme, d'agitation, de désespoir, de bouleversement des idées n'a presque été que passager; deux jours après son arrivée, X... était parfaitement calme, et avait même reconquis beaucoup de son intelligence. Sa santé est affaiblie comme sa constitution.

Du 7 septembre au 31, nouvelle phase d'excitation. Dans la première huitaine suivante le calme reparaît; le malade devient sombre, rêveur, taciturne: son regard en dessous a quelque chose de sinistre et d'effrayant. Le matin, sa figure est décomposée et annonce une grande souffrance; l'appétit est moins prononcé. X..., ajoute le médecin, a des idées de suicide; je le fais surveiller. Dans le cours de l'année suivante jusqu'en novembre, le malade ne présente aucune amélioration; il est sombre, rêveur, taciturne, irascible, sournois et même méchant; parle seul. Cet état dure jusqu'en juin 1858. A cette époque, on remarque chez X... de la taciturnité, des traits égarés, un regard sinistre avec rire sardonique; il délire, parle seul; si on lui coupe la parole, il regarde ses interlocuteurs d'un air étonné et ne répond que par monosyllabes.

La santé physique laisse à désirer. Septembre, alternative d'état maniaque et de mélancolie, orgueil, conceptions délirantes, agitation, hallucinations nocturnes; il n'y a pas d'amélioration de l'état mental.

1859. En janvier, X... se montre plus calme, mais toujours très susceptible; parle seul, n'adresse la parole à personne, répond parfois avec précision; ce qu'il écrit est assez correct et présente peu d'incohérence. Il marche le haut du corps en avant. La santé est assez bonne.

1860. On remarque, outre les symptômes précédents, de l'affaiblissement progressif des facultés intellectuelles; X... tombe dans la stupidité et sa santé s'altère considérablement.

1861. Délire mélancolique persistant et continuel, agitation par intervalles, débilité intellectuelle, refus de prendre des aliments; le malade est presque constamment alité. En décembre même année, on observe, entre autres choses, des hallucinations très fréquentes, un affaiblissement notable de l'intelligence avec perte de mémoire et de l'incohérence; dans les moments de mélancolie, le malade refuse de prendre de la nourriture; la santé est mauvaise et le corps est amaigri.

Cet état persiste en 1862 et 1863; il y a de la démence avec réactions maniaques. En 1864, X... se montre souvent agité, méchant et dans le même état de démence; devient petit gâteux de jour et de nuit.

1865. 31 janvier, il est depuis une quinzaine de jours dans une période de lypémanie et alité. Pas de changement les deux mois suivants. En juin, X... devient grand gâteux, reste calme et silencieux.

1866. Même état de démence. En septembre, santé physique mauvaise; on cherche à la relever par des toniques; mais le malade s'éteint dans le marasme précédé de diarrhée chronique, le 25 du mois suivant.

AUTOPSIE FAITE VINGT-SEPT HEURES APRÈS LE DÉCÈS.

Habitude extérieure. — Maigreur extrême, peau de l'abdomen déjà verdâtre, eschares au sacrum.

Thorax. — Une grande quantité de sérosité s'écoule à l'ouverture de la poitrine. Le poumon droit est fortement retenu en plusieurs endroits aux côtes, par des fausses membranes d'ancienne formation. En pratiquant des coupes longitudinales dans le tissu pulmonaire, on trouve des tubercules en très grand nombre, beaucoup d'entre eux sont gros comme une tête d'épingle, et beaucoup d'autres aussi gros qu'un haricot. En coupant les plus volumineux par le milieu, on trouve, collecté au centre, un liquide jaunâtre qui les colore du centre à la périphérie, et dont la teinte diminue progressivement d'intensité. Ces tubercules se rencontrent surtout à la partie supérieure du poumon. Le gauche en contient aussi, mais ils sont moins gros et moins nombreux.

Le cœur est atrophié. L'aorte, à sa naissance, présente un caillot volumineux, d'une longueur de 7 centimètres et d'un aspect jaune citrin.

Cavité abdominale. — Le foie, la rate et les reins n'offrent rien de remarquable. En examinant attentivement les intestins, et surtout la dernière portion de l'intestin grêle, on voit : faisant saillie sous la muqueuse, de nombreux boursouflements indurés, de la grosseur d'un grain de millet et dont quelques-uns sont ulcérés. Les ulcérations se présentent en plus grand nombre dans le gros intestin où trois ou quatre sont si profondes, qu'elles ont presque perforé la paroi, de sorte que la tunique externe seule est respectée.

Crâne et son contenu. — Rien d'anormal à son ouverture. Le cerveau pèse 1,350 grammes, il ne présente d'ailleurs rien à signaler. Il en est de même du cervelet, du bulbe rachidien et de la prétubérance annulaire.

Observation XIII.

MÉLANCOLIE AVEC RÉACTIONS MANIAQUES.

AUTOPSIE.

L... (Julien), admis en septembre 1860, transféré de Bicêtre, âgé de cinquante-huit ans, chiffonnier, marié, taille de 1 mètre 62 centimètres. — Atteint de lypémanie et non dangereux à son arrivée; il s'occupe bientôt à la couture. En janvier 1861, il présente de l'amélioration; mais reste triste et taciturne le reste de l'année. — Avril 1862, persistance de l'état mélancolique. Même situation mentale jusqu'en fin de septembre, époque à laquelle on note de nouveau de l'amélioration. — 1863. On constate en janvier qu'il y a parfois des accès de manie avec agitation. Le malade se livre à la boisson et à des actes de violence dans le cours de l'année. L'état mental est à peu près le même jusqu'en janvier 1868, époque à laquelle le malade expire dans des coliques atroces qui l'ont pris subitement.

AUTOPSIE TRENTE-HUIT HEURES APRÈS LA MORT.

Habitude extérieure. — Le cadavre présente de l'embonpoint, et sa rigidité est assez grande. Sur la barbe, on remarque quelques petits fragments de graisse mêlés à d'autres substances. Sur le bord libre des gencives, décolorées, on voit un liseré bleuâtre. Il est impossible d'écarter les mâchoires.

Cavité abdominale. — Le foie présente de fausses membranes blanches de nouvelle formation, faciles à séparer de la face antéro-supérieure. La cavité du ventre contient aussi une certaine quantité de liquide jaune rougeâtre, occupant surtout l'hypochondre droit. Des plaques rougeâtres sont disséminées sur la petite tubérosité de l'estomac. On aperçoit au travers des tuniques de cet organe des matières qui y sont contenues, et donnent un aspect rougeâtre à l'endroit où elles se trouvent.

L'estomac est comme dilaté à ses extrémités et déprimé par son milieu. La grosse tubérosité, notamment, est déformée; les membranes y sont amincies. On y rencontre un amas considérable de chou non mâché et nullement transformé. La partie avoisinant le pylore est remplie principalement de lentilles et de chou en partie chylifiés; cependant, on y trouve des côtes de chou toutes entières. La muqueuse au niveau des deux tubérosités est d'une couleur normale; elle est noirâtre vers le pylore et rougeâtre vers le cardia. L'intestin grêle renferme en bas des matières verdâtres, mêlées, un peu plus haut, à quelques fragments de chou et de lentilles; plus haut encore sont des matières d'un jaune pâle, et vers le tiers supérieur, un lombric assez développé. Le gros intestin ne renferme que des matières fécales mêlées à des fragments de chou. La vésicule du fiel est presque entièrement remplie d'une bile verdâtre; le tissu cellulaire qui l'enveloppe est, en quelque sorte, œdématié; le foie renferme une grande quantité de sang noirâtre.

La rate pèse 312 grammes, elle a 15 centimètres de long sur 10 centimètres de large, et présente à sa surface de petits corpuscules cartilagineux, dont un, placé sur le bord supérieur, est de la grosseur d'une aveline. La consistance et la coloration de l'organe sont normales. Le rein droit renferme un peu de sang très noir et semi-liquide.

Thorax. — Le cœur est tapissé sur la surface externe d'une couche épaisse de graisse, et présente sur tous les points de la flaccidité, avec une dilatation de la cavité gauche au détriment de la droite, à peine apparente. Cette même cavité gauche renferme, vers son extrémité inférieure, un petit caillot blanc fibrineux, et ses parois sont amincies. Les poumons sont vides d'air; le gauche est adhérent à la paroi thoracique dans toute sa partie postérieure.

Tête. — Le cuir chevelu n'a rien d'extraordinaire. Les os du crâne sont tendres et friables. — On remarque de la sérosité contenue dans le tissu cellulaire sous-arachnoïdien, occupant seulement le sommet du cerveau, de manière à former une espèce de calotte. Il s'écoule à l'ouverture 50 grammes de sérosité sanguinolente. Le cerveau pèse 1,235 grammes et présente, vers l'extrémité antérieure des deux hémisphères, des plaques d'hypérémie qui s'étendent autour de la base du droit, jusqu'à sa partie postérieure. Les membranes s'enlèvent avec la plus grande facilité et presque d'une seule pièce. La consistance du cerveau est normale; la coupe ovalaire donne le piqueté ordinaire. Le cervelet est d'une consistance et d'une coloration normales, avec du piqueté de la substance blanche. Le bulbe rachidien et la protubérance annulaire n'offrent rien de particulier.

Observation XIV.

MÉLANCOLIE, ACCÈS DE RÉACTION MANIAQUE.

Sommaire. Mélancolie; idées religieuses, orgueilleuses; actes malfaisants, violences, tendances au meurtre et à mettre le feu.

X... (J.-B.), entré le 22 février 1865, à l'âge de vingt-quatre ans, clerc de notaire, conformation bonne, constitution assez faible, taille 1 mètre 62 centimètres, tempérament nervoso-lymphatique, mobilité et sensibilité normales, éducation assez soignée, conduite régulière. La cause présumable de l'aliénation serait le spiritisme, à l'étude duquel ce jeune homme se livrait depuis quelque temps.

Le mal s'est déclaré il y a un mois environ.

A son arrivée, X... se montre tantôt calme et répondant bien à toutes les questions, tantôt un peu agité, et riant aux éclats et loquace.

La langue est normale, l'appétit bon, le pouls calme et la santé bonne. Quinze jours après, le médecin de l'établissement s'exprime ainsi : « Depuis que ce malade est soumis à notre observation, son état mental a toujours été le même : tantôt surexcité, tantôt calme, tantôt abattu ou triste. Pendant sa surexcitation, il déchire, cherche à fuir ; pendant la période d'abattement, il reste au lit et garde le silence. La tristesse est caractérisée chez lui par la crainte de la mort, la demande d'un prêtre, la récitation incessante des mêmes prières (le *Pater noster* et l'*Ave*). Il est atteint de folie aiguë à double forme, tantôt maniaque et tantôt mélancolique. »

Dans tout le cours du mois de mars, il se livre à des actes désordonnés, livre aux flammes ce qu'il a entre les mains, se met à genoux devant des crucifix qu'il fait sur la terre ou sur les portes, avec du charbon ou des morceaux de linge ; parfois il se met à chanter des chansons et des morceaux d'opéra ; parfois, il devient tout à fait triste et pensif.

Durant le mois d'avril, il s'abstient de manger par esprit de pénitence, et se livre à des actes malfaisants et nuisibles, en cédant à des impulsions soudaines.

En mai, X... écrit à S. M. l'Empereur une pétition où l'on remarque un mélange d'idées de grandeurs et de mélancolie, et s'octroie la particule lorsqu'il signe sa lettre. Dans la dernière quinzaine, il dessine des oiseaux, le Christ entre les larrons, des étoiles; fait des billets au porteur d'une énorme valeur pour payer ses banquiers; il manque d'appétit les deux derniers jours.

Le 16 juin, il trouve moyen de mettre le feu à un meuble et l'établissement en danger. Il a l'habitude de porter à la main une croix de bois ou de paille, pétitionne pour sa liberté, se livre à son instinct de destruction et se montre insolent envers le médecin. Le 28, il est pris d'un accès de mélancolie, reste couché, ne mange pas, se met à genoux devant le Christ de l'infirmerie. Le 31 au soir, il se décide à manger; puis jusqu'au 20 du mois d'août, tantôt il mange, et tantôt il ne mange pas. Le 20 août commence un accès d'agitation : X... se montre insolent, crie, chante, saute et danse. Les quinze premiers jours de septembre, il est encore un peu agité. Le 18, il a écrit à un personnage de fantaisie, pour le prier de lui aider à rester dans la religion catholique. Tout le reste de l'année se passe, soit dans l'agitation avec instincts de destruction, actes désordonnés de toutes sortes, soit dans la mélancolie.

1866. En janvier, agitation et tentative de meurtre. Le mois suivant, calme et silence habituels. X... éprouve, jusqu'à la fin de l'année, des alternatives de calme et d'agitation qui reviennent toutes les six semaines ou les deux mois environ, avec tendances très prononcées à la violence.

1867. Mars, avril et mai, agitation; juin, plus calme; août, septembre, octobre, calme et tristesse; décembre, agitation de deux jours.

1868. Il n'y a pas d'alternatives bien tranchées de manie et de mélancolie : le malade sera un jour triste, abattu et silencieux ; l'autre, excité et même un peu turbulent; souvent, dans un quart d'heure, sa physionomie change plusieurs fois d'aspect. Il se tient ordinairement la tête penchée, l'air pensif, comme s'il méditait quelque problème difficile. Dans ces moments-là, on le croirait presque dans la stupeur; puis, il s'excite tout à coup, se démène avec des invisibles, entretient avec eux une conversation plus ou moins longue sur divers sujets et retombe dans le calme. Il ne répond pas aux questions qu'on lui pose, ou n'y répond que d'une manière fort peu satisfaisante.

La démence paraît s'avancer à grands pas ; mais sur la fin de décembre, je m'efforce de réveiller l'esprit et les instincts du malade, et après avoir gagné un peu sa confiance par des marques très fréquentes d'attention et de bienveillance, je le décide d'écrire à son père à l'occasion du jour de l'an; il le fait, et je suis surpris de l'ordre et de l'enchaînement des idées qui règnent dans sa lettre. Je suis heureux de constater que l'intelligence est intacte.

1869. Le 5 janvier, X... a reçu la visite de son père et lui a témoigné de l'affection. Le 7, je le retrouve immobile, la tête baissée, les yeux à peu près fermés, présentant des mouvements isolés des lèvres, de l'inférieure principalement. Les jours suivants, silence et apathie. Cependant X... consent à recevoir mes poignées de main et paraît même flatté de cette marque d'attention; je parviens à le faire écrire quelques mots. Le 14, je le trouve dans le quartier voisin du sien; il a la tête baissée, il est excité, parle seul et semble s'entretenir d'une idée fixe; il se redresse et ses traits s'animent quand je lui adresse la parole. Le lendemain, à la visite, il refuse ma main. « Prenez garde, dit-il, vous deviendrez imbécile si vous me touchez. » Il semble prendre part à une conversation avec des invisibles; sa physionomie est très variable : grave, sérieuse par moments, épanouie par d'autres instants, où X... se livre à des rires bruyants. Il parle, gesticule, et j'entends ces mots : « On a voulu lui faire prendre des gants de peau de chamois fort bien, et elle les a refusés..... Que voulez-vous faire? » Le 28, je lui tends la main qu'il refuse, en me disant : « Vous ne voudriez pas. » Le lendemain, au contraire, il l'accepte avec plaisir, et répond un peu à mes questions.

L'état mental est à peu près le même jusqu'à la fin de 1872.

Remarque. — Nous avons là un exemple de folie mélancolique avec accès d'agitation maniaque. Ces accès se répètent à d'assez longs intervalles, surtout durant les premières années, puis ils tendent à se rapprocher de plus en plus et à opérer une sorte de fusion. Voilà pour la marche de l'affection.

Le délire, quant à sa nature, est très variable : mélange d'idées de tristesse et de grandeurs, tendances dangereuses, violence, incendie, tentative de meurtre unis à des actes de dévotion exagérée; le tout entretenu par des hallucinations.

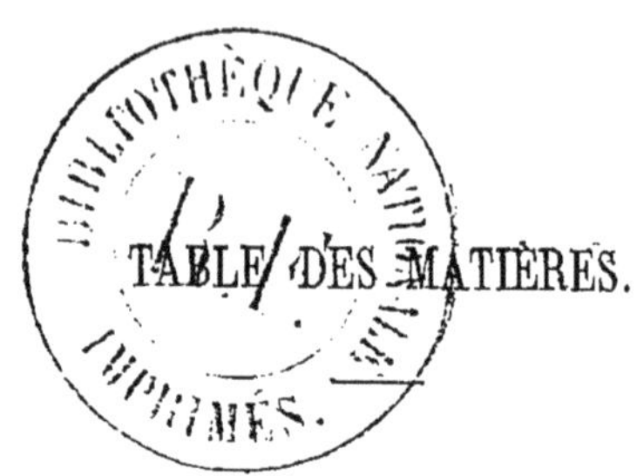

TABLE DES MATIÈRES.

Bordeaux. — Imp. G. Gounouilhou, rue Guiraude, 11.

www.ingramcontent.com/pod-product-compliance
Ingram Content Group UK Ltd.
Pitfield, Milton Keynes, MK11 3LW, UK
UKHW012206240726
13966UKWH00002B/614

9 782011 767431